Kleine Meridiankunde

Allgemeine Einführung:

Nach der Auffassung der traditionellen chinesischen Medizin fließt unsere Lebensenergie in bestimmten Bahnen durch den Körper. Diese werden als Meridiane bezeichnet. Man kann sie sich als feine Kanäle vorstellen, die zudem noch miteinander verbunden sind. Weil diese Energiebahnen jedoch nicht sichtbar sind, wie beispielsweise die Venen und Adern wurden sie lange nicht von der europäischen Schulmedizin anerkannt. Inzwischen wurden auch verschiedene Messmethoden auf diesem Gebiet entwickelt, die jedoch auch recht umstritten sind.

Dass diese Überlegungen nicht von der Hand zu weisen sind, können alle, deren Beschwerden schon einmal durch Akupunktur gelindert wurden, bestätigen. Die Akupunkturpunkte befinden sich auf diesen Meridianen. Mittels feiner Nadelstiche wird durch das Akupunktieren dabei eine vorhanden Blockade im Energiefluss gelöst. Nach derselben Methode, nur dass hier die Nadel durch eine Druckmassage ersetzt wird, arbeitet die Akupressur. Selbst als medizinischer Laie kann man die Meridiane durch einfache Massagen aktivieren. Allerdings ersetzt das bei dauerhaften Beschwerden nicht den Gang zum Arzt. Dier Aktivierung der Meridiane kann aber den medizinischen Heilungsprozess unterstützen.

Man unterscheidet zwölf Hauptmeridiane. Diese werden im Allgemeinen paarweise zusammengefasst. Es handelt sich dabei um die Meridiane für:

- Niere und Blase
- Leber und Gallenblase
- Herz und Dünndarm
- Herzbeutel und Dreifacher Erwärmer
- Milz und Magen
- Lunge und Dickdarm

Diese Paare werden jeweils durch einen Yin und einen Yang-Meridian gebildet. Außerdem sind sie ebenfalls je einen Voll- und einem Hohl-Organ zugeordnet. Das Hohlorgan wird manchmal auch als Leer-Organ bezeichnet.

Die unterschiedlichen Bezeichnungen sorgen des Öfteren bei Einsteigern zur Verwirrung. Zudem kennen Europäer kein Organ, welches als Dreifacher Erwärmer bezeichnet wird. Außerdem nehmen wir in der westlichen Medizin die Unterscheidung in Herz und Herzbeutel nicht vor. Auch wenn uns diese Vorstellungen erst einmal fremd sind, sollte man sich mit ihnen arrangieren, denn sie sind unabdingbar für das Verständnis der Meridiane.

Bei Blockaden der Meridiane kann es zu unterschiedlichen Problemen kommen. Diese sind so individuell, wie wir Menschen. Die Störungen basieren auf dem Konzept von Yin und Yang. Wir sollten uns allerdings von der Idee, dass diese beiden Zustände statisch sind verabschieden. Am ehesten passt hier wohl die Vorstellung von Tag und Nacht im Zeitraum von 24 Stunden. Das Eine birgt immer das Andere in sich. Ab Mittag neigt sich der Tag und strebt der Nacht zu. Ab Mitternacht ist es anders herum. So ist die Monade (das Zeichen für Yin und Yang) auch nur eine Momentaufnahme. Das Weiße birgt einen schwarzen Kern in sich und das Schwarze enthält den Anfang des Weißen.

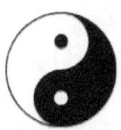

Wie immer sorgt auch hier ein ausgewogenes Mittelmaß für entsprechendes Wohlbefinden und Gesundheit. Im Allgemeinen könnte man sagen: Ein Übermaß an Yin verlangsamt den Prozess und schwächt bestimmte Körperfunktionen. Zuviel Yang erzeugt schnelle und explosive Reaktionen.
Im speziellen ist es aber meist weitaus komplizierter, da wir vielen verschiedenen Faktoren ausgesetzt sind. Daher gilt:

Durch Akkupunktur und Massage lassen sich die Meridiane zwar aktivieren. Trotzdem sollte man **bei Beschwerden einen Arzt** aufsuchen.

Wer eine allgemeine Übersicht zu den Meridianen möchte, der dann sie sich auf in meinem Shop unter dieser Adresse kostenlos herunterladen:

Eine kurze Bemerkung zu den Zeichnungen

Zum Anschluss an jedes Meridianpaar findet man Zeichnungen für Übungen zu deren allgemeinen Aktivierung. Als Quellenangabe wird von mir jeweils die Deutsche Qigong-Gesellschaft angeführt. Die ursprüngliche Quelle liegt aber genau genommen in dem leider vergriffenen Buch von Schmid-Neuhaus, Schoefer-Happ, Dieter Mayer-Allgaier: **Qigong, Akupressur & Selbstmassage**. Klett-Verlag 2001. Im News-Archiv der Gesellschaft unter http://qigong-gesellschaft.de/ findet man die Abbildungen und die dazugehörigen Übungsanleitungen öffentlich zugänglich.

Die Energie im Körper

Vielleicht mag man sich zum Anfang fragen: Wozu sind denn eigentlich die Meridiane gut? Auch das lässt sich, wie sollte es anders sein, nicht ganz einfach erklären.

Grundlage für das ganze System ist wieder einmal eine Annahme. Die traditionelle Chinesische Medizin und auch die Philosophien vieler alter Kulturen basieren auf der Theorie, dass ales von Energie durchdrungen wird. (Diese wird als Chi bezeichnet.) Das gilt für Lebendiges und Unbelebtes, für Städte, Häuser und Räume. (Hier schließt sich dann auch der Kreis zum Feng Shui.) Natürlich gilt das auch für uns Menschen. Auch wir werden von dieser Energie, der Lebenskraft, durchflossen.

Das kennen wir sicher: an manchen Tagen fühlt man sich kraft- und saftlos, während man ein anderes Mal Bäume ausreißen könnte. In diesem Fall fühlt man sich voller Energie. Das Chi (wird auch manchmal als Qi bezeichnet) fließt und macht uns munter und stark.

Nun gibt es im Körper auch noch verschiedene Arten von Chi. Die werden oft auch als Essenzen bezeichnet. Diese haben dann auch noch entsprechende Aufgaben. Darauf will ich hier aber nicht eingehen. Eine grundsätzliche Unterteilung sollte man sich jedoch einmal ansehen. Dabei geht es um das vorgeburtliche Chi und das nachgeburtliche Chi.

Das vorgeburtliche Chi ist die Energie, die wir sozusagen mitbekommen. Das ist unser Startpotential. Das setzt sich aus verschiedenen Faktoren zusammen. Dazu gehören unter anderem auch ererbte Potentiale oder wie sich unsere Eltern bei Zeugung und Schwangerschaft verhalten haben. Wir können an diesem Zustand nichts ändern.

Das nachgeburtliche Chi dagegen setzt sich aus vielen Facetten zusammen. Wie wir aufwachsen, ob wir geliebt werden, wie wir uns ernähren, wie wir uns selber „begegnen". Während man in der Kindheit noch recht wenig Einfluss auf diese Energie hat, sind wir als Erwachsene sozusagen selber unseres Glückes Schmied. Mit einer gesunden Lebensführung können wir es steuern, dass nicht mehr Energie zugeführt wird, als wir verbrauchen. Das ist wie eine Art Konto. Ich muss gute Sachen wie gesunde Nahrung, ausreichend Schlaf, frische Luft, positive Gedanken und ähnliches zuführen, damit mein Konto im Plus bleibt. Schlägt man über die Stränge – durch zu viel Alkohol, jede Menge Stress, ständige Sorgen oder andere negative Einflüsse, dann rutscht mein nachgeburtliches Chi sozusagen ins Minus.
In diesem Fall greift das System auf das vorgeburtliche Chi zu. Das kann ja nicht nachgefüllt werden und wird dadurch nun immer

weniger. Ist das irgendwann auch aufgebraucht, dann ist „Schicht im Schacht". Ende. Vorbei. (Es gibt kaum eine bessere und überzeugendere Argumentation für eine gesunde Lebensführung.)

Die Meridiane haben nun die Aufgabe das Chi (und andere Essenzen) zu den Organen, sowie den verschiedenen Strukturen wie Knochen, Gelenke, Muskeln, Faszien und Haut zu transportieren. Sie regulieren unter anderem auch deren Herstellung. Zudem liefern sie Informationen über Störungen und Probleme im Inneren unseres Körpers. Diese tauchen dann als Verspannungen, Schmerzen und Blockaden auf. Sogar wir als Laien können, wenn wir um den Meridianverlauf wissen, solche Stellen, an denen das Chi stockt, finden und mit sanfter Massage oder passenden Übungen lösen. Damit verbessern wir den Energiefluss und das allgemeine Wohlbefinden. Bei „richtigen" Beschwerden, kann das natürlich keinen Arzt ersetzen. Es ist aber möglich eine Behandlung auf diesem Wege zu unterstützen.

(Alle Meridiane auf einen Blick: kostenlos zum Ausdrucken auf meiner Shopseite: https://senlin.jimdo.com/kostenloses/

Die Sache mit dem Yin und Yang

Darunter verstehen wir die Kräfte in unserem Leben, die auf den ersten Blick entgegengesetzt wirken. Allerdings sind sie nicht starr, sondern verändern sich stetig. Nur zusammen können sie ein Ganzes ergeben. Allerdings müssen beide Anteile nicht immer gleich groß sein. Sie wechseln sich ab, gehen ineinander über.

Natürlich versucht uns unser westliches Verständnis zuerst einmal wieder einmal Schwarz für Schwarz und Weiß für Weiß zu erklären.

Dummerweise findet man genug Tabellen, die diese scheinbare Vorstellung untermauern.

So stehen für **Yang** beispielsweise die Begriffe:
Mann, Himmel, Tag, Wärme, aktiv, jung, oben, bewegen

Für **Yin**:
Frau, Erde, Nacht, Kälte, passiv, alt, unten, ruhen

Das bedeutet aber nicht, dass das Eine gut oder schlecht ist. Nicht einmal, dass das Eine vom anderen getrennt ist. Es ist immer nur als Aspekt des Ganzen zu sehen. Zum Beispiel gibt es beim Qigong die Begriffe von „Bewegung in der Ruhe" und „Ruhe in der Bewegung".

Ich kann mich hier nur wiederholen: (und das mache ich wörtlich) Wir sollten uns wirklich von der Idee, dass diese beiden Zustände statisch sind verabschieden. Am ehesten passt hier wohl die Vorstellung von Tag und Nacht im Zeitraum von 24 Stunden. Das Eine birgt immer das Andere in sich. Ab Mittag neigt sich der Tag und strebt der Nacht zu. Ab Mitternacht ist es anders herum. So ist die Monade (das Zeichen für Yin und Yang) auch nur eine Momentaufnahme. Das Weiße birgt einen schwarzen Kern in sich und das Schwarze enthält den Anfang des Weißen.

Die Organuhr

Wenn wir noch etwas tiefer in die Chinesische Medizin eintauchen stoßen wir auf die sogenannte Organuhr. (Obwohl wir uns dabei immer noch ganz, wirklich ganz am Anfang mit unseren Betrachtungen befinden). Hier besagt die Lehre, dass sich jedem Organ respektive Meridian eine bestimmte Uhrzeit zuordnen lässt. Die schon erwähnten Paare liegen dabei zeitlich nebeneinander. In dem zugeordneten Abschnitt sind die Organe besonders aktiv. Wenn man ihnen also etwas Guten tun möchte, dann macht es besonders viel Sinn die passenden Meridianübungen (dazu kommen wir noch) zu diesem Zeitpunkt durchzuführen. Das ist allerdings ein theoretischer Ansatz, denn den meisten Menschen wird es schwer fallen nachts zwischen 3 und 5 Uhr aufzustehen um beispielsweise die Lungenübung durchzuführen.

Folgende Zeiten werden den einzelnen Organen zugeordnet.

23 bis 01 Uhr – Die Gallenblase

01 bis 03 Uhr – Die Leber

03 bis 05 Uhr – Die Lunge

05 bis 07 Uhr – Der Dickdarm

07 bis 09 Uhr – der Magen

09 bis 11 Uhr – Die Milz

11 bis 13 Uhr – Das Herz

13 bis 15 Uhr – Der Dünndarm

15 bis 17 Uhr – Die Blase

17 bis 19 Uhr – Die Niere

19 bis 21 Uhr – Der Herzbeutel

21 bis 23 Uhr – Der dreifache Erwärmer

Das sieht dann ungefähr so aus:

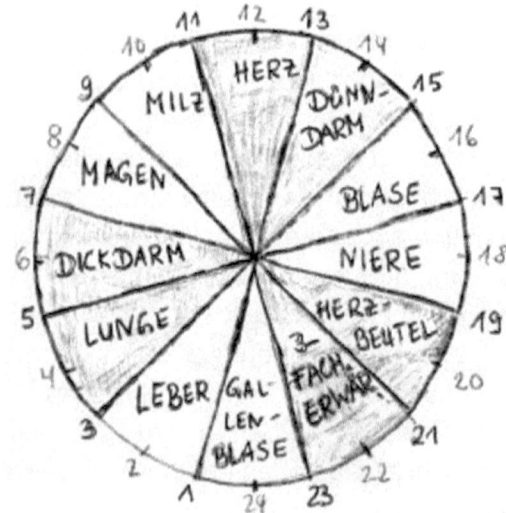

Sicher - es gibt schönere Zeichnungen. (Kostenlos zum Ausdrucken auf meiner Shopseite: https://senlin.jimdo.com/kostenloses/) Mir geht es hier nur darum, eine ungefähre Vorstellung zu vermitteln, daher bilde ich hier (und auch im Folgenden) nur grobe Skizzen ab. Die Bildersuche im Internet bietet viel schöne und ausdrucksvolle Darstellungen. Wer sich die Zeiten der Organuhr einprägen möchte, der sollte sich am besten so eine bunte und ansprechende Grafik dafür aussuchen.

Unser europäischer Blick ruht sicher erst einmal etwas skeptisch auf dieser Einteilung. Bei näherer Betrachtung erkennt man zuerst einmal, dass die im vorherigen Kapitel genannten Paare nebeneinander liegen. Sicher lässt sich für uns Laien nicht alles erklären, aber aus Gesprächen mit lungenkranken Menschen habe ich erfahren, dass sie oft in der Nacht zwischen 3 und 5 Uhr aufwachen und mit Atemnot zu kämpfen haben. Auch die Zuordnung für den Magen zwischen 7 und 9 Uhr erscheint uns einigermaßen logisch. Schließlich ist das auch für uns die Zeit der ersten Mahlzeit des Tages. Allerdings ist die häufigste Uhrzeit für den Herzinfarkt laut Statistik zwischen 5 und 10 Uhr morgens. Wer hier nach einer Erklärung sucht, der könnte davon ausgehen, dass es sich dabei um die Phase vor der aktivsten Phase des Herzen handelt. Das alles sind aber nicht ernst zu nehmende Erklärungsversuche, die nur unserm Bedürfnis nach "Verstehen" entspringen.

Wie dem auch sein, wenn wir uns mit diesem Thema weiter beschäftigen wollen, dann sollten wir dieses Modell der Organuhr zuerst einfach einmal annehmen.

Übrigens hat sich inzwischen auch die westliche Medizin mit der Häufung von bestimmten Symptomen zu gewissen Tageszeiten beschäftigt. Prof. Dr. Jörg Braun, Chefarzt der Inneren Medizin in der Asklepios Klinik Wandsbek und Autor des „Klinikleitfaden Innere Medizin" hat eine tägliche Gesundheits-Uhr entworfen, die teilweise mit der Einteilung der Organuhr in Übereinstimmung gebracht werden kann.

Die fünf Elemente

Bevor wir uns nun endgültig den Meridianen zuwenden sollten wir uns noch kurz über die fünf Elemente verständigen. Obwohl – dieser Ausdruck ist nicht ganz passend. Eigentlich sollte man eher den Begriff Wandlungsphasen verwenden. Denn die von uns als Elemente bezeichneten „Zustände" sind wieder einmal nicht statisch. Sondern gehen ineinander über. Es handelt sich dabei um:

- Wasser

- Holz

- Feuer

- Erde

- Metall

Im Allgemeinen finden wir diese in Kreisform angeordnet. Dabei kann man die Aufstellung auch von mehreren Aspekten her betrachten. Am Bekanntesten sind der Nähr- und der Kontroll-Zyklus.

Beim **Nähr- oder auch Hervorbringungszyklus** geht es darum, dass sich die einzelnen Elemente oder besser Phasen im Lauf des Kreises unterstützen. Das kann man sich so vorstellen (im Uhrzeigersinn):

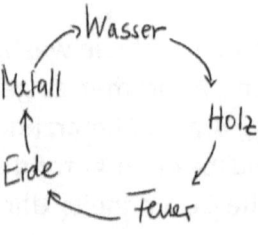

- Wasser nährt Holz (ohne Wasser können die Pflanzen nicht wachsen)
- Holz nährt Feuer (das erklärt sich von selbst)
- Feuer nährt Erde (wenn das Feuer erloschen ist, dann bleibt Asche zurück – die wird irgendwann zu Erde)
- Erde nährt Metall (Erze, Gold, Silber – nahezu alle Metalle befinden sich in der Erde)
- Metall nährt Wasser (das lässt sich etwas schwer für unser Verständnis „übersetzen" – aber dort wo Erz abgebaut wird, da ist oft auch Wasser zu finden)

Und dann geht es von vorn wieder los.

(Eine farbige Ansicht gibt es kostenlos zum Ausdrucken auf meiner Shopseite: https://senlin.jimdo.com/kostenloses/

Wozu braucht man das aber?
Lass uns folgende theoretische Überlegung anstellen: Wenn ich das Feuer stärken will, dann sollte ich mehr Holz auflegen. Wenn ich etwas verbessern will was zum Feuer-Element gehört, dann ist es oft hilfreich wenn ich etwas aus dem Holz-Zyklus unterstütze. Diese Überlegung hilft uns später bei den Meridianen, denn jedes Paar von Organen (und Meridianen) ist auch einem dieser Elemente zugeordnet.

Und was ist mit dem **Kontrollzyklus?** Man kann die Elemente nicht nur stärken, sondern auch schwächen. Das ist gar nicht so unlogisch für uns.

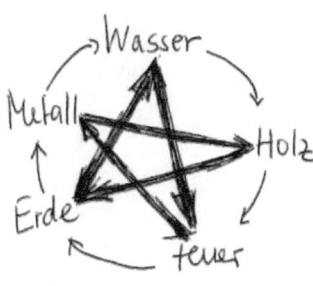

- Wasser schwächt Feuer (im schlimmsten Fall löscht es das)
- Metall schwächt Holz (die Axt fällt den Baum)
- Holz schwächt Erde (wachsende Pflanzen laugen den Boden aus)
- Feuer schwächt Metall (es lässt es schmelzen)
- Erde schwächt Wasser (sie macht es schmutzig oder behindert es – Dämme werden/wurden aus Erde errichtet)

Natürlich kann man auch hier noch tiefer in die Materie eindringen. Aber für unsere kleine Einführung in die Meridiankunde sollte das erst einmal reichen.

Wenden wir uns stattdessen noch einigen weiteren Besonderheiten zu.

Allen Organen (und Meridianen) werden noch weitere Eigenschaften zugeordnet. Neben den Elementen finden wir auch noch **Jahreszeit, Lebenszeit, Farbe, Klima, Geschmack, Sinnesorgan, Gewebe, Emotion, Ausdruck** und weitere Verbindungen.
Daraus ergeben sich beispielsweise folgende spannende Zusammenhänge:

- Meridian/Organ: Niere/Blase
- Element: Wasser
- Jahreszeit: Winter
- Lebenszeit: Greis, Tod
- Farbe: blau/schwarz
- Klima: Kälte
- Geschmack: salzig
- Sinnesorgan: Ohr
- Gewebe: Knochen
- Emotion: Angst
- Ausdruck: stöhnen

Weitere Aspekte sind vorhanden – aber das führt wirklich zu sehr ins Detail. (Übrigens auch die Frage warum die Knochen hier als Gewebe bezeichnet werden)

Was das genau(er) zu bedeuten hat, darauf gehen wir dann in den Kapiteln für die einzelnen Meridiane ein.

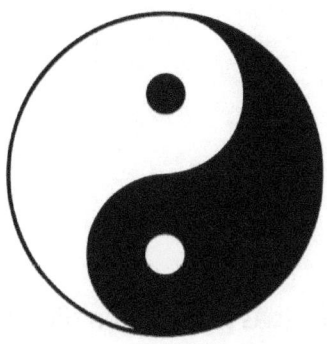

Nieren- und Blasenmeridian

Als eines der wichtigsten Paare werden die Meridiane für Niere und Blase angesehen.
Für diese kann man folgende grobe Zuteilung annehmen: (wie oben)

Element: Wasser

Farbe: Blau / Schwarz

Form: wellig, gebogen

Jahreszeit: Winter

Himmelsrichtung: Norden

Geschmack: salzig

Emotion: Angst, Schock (das geht mir an die Nieren)

Stimmlicher Ausdruck: Stöhnen

Gewebe: Knochen, Zähne, Gehirn

Der Nierenmeridian:

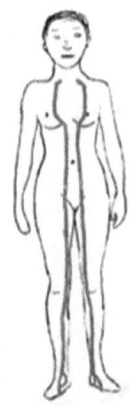

Verlauf: (Von „unter der Fußsohle" bis zum Schlüsselbein)

Auf beiden Körperseiten von der Mitte der Zehenballen auf der Fußsohle, mit einem Kreis um den Innenknöchel über die Innenseite der Beine weiter über Schambein, Bauch und Brustkorb bis zu den Winkeln zwischen Brustbein und Schlüsselbein.

Anzahl der Punkte: 27
Organ: Niere

Traditionell wird die Niere als Energiedepot des Körpers gesehen. Dort befindet sich zuerst einmal die vorgeburtliche Energie. Die bekommen wir durch unsere Eltern und Vorfahren mit auf den Weg. Dazu wird außerdem noch die nachgeburtliche Energie gespeichert. Sie wird unter anderem aus unserer Lebensweise und unserer Nahrung gewonnen. Daher sind die Nieren besonders verantwortlich für unsere Vitalität und unsere Lebenskraft.

Im Allgemeinen gilt:

Ist das Nieren-Chi-stark, dann verfügt man auch über einen starken Willen und ist durchsetzungsfähig. Einmal gefasste Ziele werden dank des guten Durchhaltevermögens meist auch erreicht. Selbst schwierige Aufgaben können uns nicht so leicht von einem einmal gefassten Vorhaben abbringen.
Ist das Nieren-Chi schwach, dann hat man Probleme angefangene Sachen zum Ende zu bringen. Es mangelt an Durchhaltevermögen, Beharrlichkeit und Ausdauer.

Öffnet sich (Bezug zum Gesicht): Ohren
Uhrzeit der maximalen Aktivität: 17:00 bis 19:00 Uhr (siehe Organuhr)
Ausrichtung: Yin (weiblich)

Bei Blockaden des Nierenmeridians kann es zu folgenden Problemen kommen:

Stress, Probleme beim Treppensteigen, Knieschwäche; Hormonstörungen, Menstruationsstörungen, Herzschwäche, plötzliche Schweißausbrüche, Sexualität (zu viel oder zu wenig Interesse), Ohrenschmerzen, nachts auf die Toilette müssen, Lebensangst, Rast- und Ruhelosigkeit, Rechthaberei, Nicht-weinen-können, Schilddrüsendysfunktionen, Ödeme an den Beinen, Übergewicht,
Viele dieser Symptome treten mit zunehmendem Alter auf. Das ist nicht verwunderlich, da im Verlaufe der Jahre die Nierenenergie

abnimmt. Daher ist es dann umso wichtiger, dass man sich durch eine gesunde Lebensweise stärkt.

Der Meridian und das zugehörige Organ beeinflussen wechselseitig.
Natürlich sollte man auch das entsprechende Körperorgan direkt pflegen.

Ursachen einer Schwächung der Nieren können sein:

- Unangemessen Kleidung bei Kälte, kaltes Wetter oder Klimaanlagen
- kaltes Essen und kalte Getränken(vor allem im Winter)
- zu viel Salz am Essen
- zu wenig Schlaf
- zu große geistige oder körperliche Anstrengung
- Wechseljahrbeschwerden
- häufige Menstruationsbeschwerden
- ungenügende Ruhephase nach der Geburt eines Kindes
- chronische Krankheiten
- Einnahme von Medikamenten über einen längeren Zeitraum (Antibiotika, Schmerzmittel)
- Drogenkonsum
- zu häufige sexuelle Betätigung

Die Nieren pflegt man durch:

- eine gesunde Lebensführung mit ausgewogenem Essen und ausreichend Schlaf
- angemessene Kleidung (bei Kälte)
- warmes Essen und warme Getränke (vor allem im Winter)
- Kaffee und Alkohol in Maßen trinken
- weniger Salz am Essen, dafür lieber mit Kräutern würzen
- Kräutertees trinken, die die Nieren stärken (z.B. Frühjahrskur mit Brennnessel-Tee)

Durch folgende Lebensmittel wird das Nierensystem gestärkt:

Hafer, Amarant, Reis, Nüsse, Sellerie, Schwarzwurzel, Pastinaken, schwarze Bohnen, Kürbiskerne, Brombeeren, Preiselbeeren, Schwarze Johannisbeeren, Litschis,
Rosmarin, Thymian, Oregano

im Winter: warmes Essen, gern angeröstet,

Der Nierenmeridian (grober Verlauf):

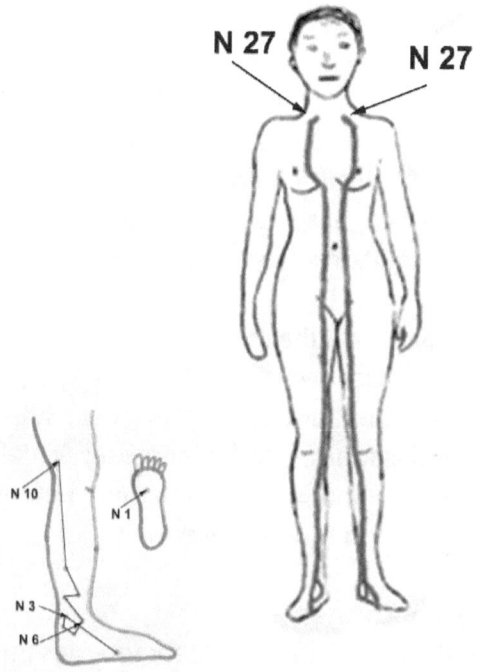

Der genaue Verlauf der Meridiane wird sehr gut beschrieben in:
dtv-Atlas Akkupunktur
Kartenset „Die Akkupunkturpunkte und Meridiane" vom
KVM Medizinverlag

Durch Akkupunktur und Massage lassen sich die Meridiane aktivieren. Trotzdem sollte man **bei Beschwerden einen Arzt** aufsuchen.

Einige besonders wichtige Punkte auf dem Nierenmeridian:

Die Aufstellung setzt sich wie folgt zusammen:

- **Bezeichnung des Punktes auf dem Meridian und „Name"**
  (Beachte: Dabei kommt es in der Literatur oft zu recht
  verschiedenen Bezeichnungen. Ich habe mich hier für eine
  mir geläufige entschieden)
  - Wo befindet sich der Punkt.
  - Welche Wirkung wird ihm nachgesagt.

- **Niere 1: Sprudelnde Quelle**
  - Fuß: Zwischen dem 2.und 3.
    Mittelfußzehengrundglied auf dem Zehenballen
  - Energiezentrum der Fußsohle, lässt verbrauchtes Qi
    zur Erde fließen und nimmt frisches Qi auf, Stärkt das
    Nieren Qi, beruhigt bei Yin-Schwäche
    (Einschlafstörungen bei Kindern)

- **Niere 3: Großer Wildbach**
  - Fuß: Zwischen Fußknöchel und Achillessehne
  - Quellpunkt für das Ursprungs-Qi, Stärkt die Knochen
    und das Mark, hilft bei nervöser Schlaflosigkeit,
    Nieren – und Blasenproblemen, befeuchtet den
    Rachen bei Mundtrockenheit

- **Niere 6: Beleuchtetes Meer**
  - Fuß: Unterhalb der Unterkante des inneren
    Fußknöchels
  - Stärkt das NierenQi, bei Schwäche und Erschöpfung

- **Niere 7: Wiederkehrende Strömung**
  - Unterschenkel: am Vorderrand der Achillessehne,
    etwa 2 Zoll über Niere 3
  - Bei Fieber

- **Niere 10: Yin-Tal**
  - Knie: zwischen den beiden Sehnen in der Innenseite des Knies
  - Bei Kniegelenkschmerzen

- **Niere 27: Versammlungshalle der Einflussnahme**
  - Oberkörper: Zwischen dem Ansatz der ersten Rippe und dem Schlüsselbein
  - Endpunkt, Bei Atemproblemen wie Bronchitis, holt das NierenQi nach oben

Gesundheit und Wohlbefinden hängen eng zusammen.

Mit den Nieren im Reinen zu sein bedeutet:
  - Ich gehe schwungvoll und fröhlich durch Leben.
  - Ich erfreue mich an meinen Erfahrungen.

Bin ich aus meiner Balance, dann:
  - werde ich ängstlich.
  - traue ich mir nichts zu und der Welt nicht über den Weg.

Der Blasenmeridian:

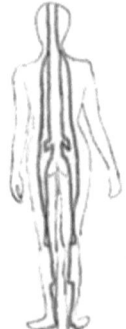

Verlauf: (Von vorn an den Augen, oben über den Kopf, den Rücken herunter bis zum kleinen Zeh)

Der Blasen-Meridian beginnt vorn am Kopf an den inneren Lidwinkeln des Auges. Er führt beidseitig weiter über den Scheitel und Hinterkopf hin zur Rückseite des Körpers. Dort läuft er in jeweils zwei parallelen Ästen entlang dem Rückgrat über das Gesäß bis zur Kniekehle, wo diese sich vereinen. Der der Wirbelsäule am nächsten verlaufende Ast beschreibt in Höhe des Kreuzbeins einen zusätzlichen Zacken. Nach der Vereinigung laufen die Meridiane an der Beinrückseite über die Wade hinter dem äußeren Knöchel entlang zur äußeren Seite des Fußes. Ende ist das Grundglied des kleinen Zehs.

Anzahl der Punkte: 67
Organ: Blase

Der Blasenmeridian übernimmt eine Art Schutzfunktion. Ist seine Energie erschöpft, wird die Kraft der Niere „angezapft". Auf dem Blasenmeridian finden wir außerdem die sogenannten Zustimmungspunkte. Das sind die Punkte, die jeweils in Partnerschaft mit einem Organ stehen sollen. Sie zeigen beispielsweise Störungen in dem zugehörigen Organ oder im entsprechenden Energiestrom an.

Im Blasenmeridian werden auch seelische und körperliche Spannungen erkennbar. Dieser Meridian reagiert empfindlich auf großen seelischen Druck und Stress. Das äußert sich dann meist in Verspannungen im Rücken.

Uhrzeit der maximalen Aktivität: 15:00 bis 17:00 Uhr (siehe Organuhr)
Ausrichtung: Yang (männlich)

Bei Blockaden des Blasenmeridians kann es zu folgenden Problemen kommen:

Blasenschwäche, Unterleibsprobleme, Hormonelle Störungen, Hämorrhoide, Prostatabeschwerden, Rheuma und Arthritis, Probleme an Schultern, Ellbogen, Füßen oder Knöcheln, Rückenverspannungen, Kopfschmerzen, Kieferhöhlenentzündungen, Knackende Finger, Rückenverspannungen, emotionale Probleme

Ursachen einer Schwächung des Blasenmeridians können sein:

- Fehlhaltung
- Beinlängendifferenzen
- Stress
- Dauerbelastung
- Verspannungen
- Ungelöste Probleme
- Alles was den Nierenmeridian schwächt

Den Blasenmeridian pflegt man durch:

Da der Blasenmeridian über den ganzen Rücken verläuft, ist es unbedingt notwendig vorhandene Verspannungen im Rücken zu lösen! Dabei helfen Massagen, Klopfübungen und Qigong. Warme Füße sind das A und O bei vorhandenen Blasenproblemen. Überhaupt sollte man jegliche Art von Unterkühlung vermeiden. Das gilt auch für sehr salziges und sehr scharfes Essen.

Der Meridian und das zugehörige Organ beeinflussen wechselseitig.
Natürlich sollte man auch das entsprechende Körperorgan direkt pflegen.

Durch folgende Lebensmittel wird die Blase gestärkt:

täglich mindestens zwei Liter Flüssigkeit, Wasser ohne Kohlensäure,
Blasentee: Ackerschachtelhalm, Birkenblätter, Brennnessel,
Goldrute
Oregano, Thymian, Meerrettich, Kapuzinerkresse
Cranberries, Preiselbeeren, Kürbiskerne,
Speisen mit wenig Zucker (aber keine Light-Produkte)
harntreibend wirken: Kaffee, Bier, Ananas, Spargel, Blumenkohl
und Schwarzwurzeln (sollten nicht über sehr lange Zeit regelmäßig
gegessen werden)

Der Blasenmeridian (grober Verlauf):

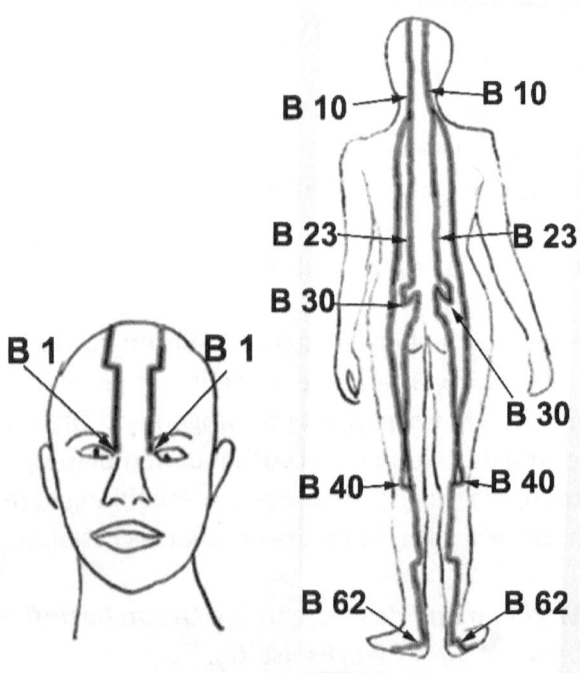

Der genaue Verlauf der Meridiane wird sehr gut beschrieben in:
    dtv-Atlas Akkupunktur
    Kartenset „Die Akkupunkturpunkte und Meridiane" vom
KVM Medizinverlag

Durch Akkupunktur und Massage lassen sich die Meridiane aktivieren. Trotzdem sollte man **bei Beschwerden einen Arzt aufsuchen.**

Einige besonders wichtige Punkte auf dem Blasenmeridian:

- **Blase 1: Glänzende Augen**
  - Gesicht: etwas innerhalb und oberhalb des inneren Augenwinkels
  - Schlafstörungen, Kopfschmerzen, Augenprobleme
- **Blase 10: Himmlische Säule**
  - Hals: Seitl. zwischen den Dornfortsätzen des 1. und 2. Halswirbels (oberhalb des Haaransatzes), Aufgabelung in inneren und äußeren Ast:
  - Probleme mit Halswirbelsäule, Kopfschmerzen, Schlaflosigkeit, Erkältungskrankheiten

- **Blase 23: Rückwärtiger Transport der Niere**
  - Unterer Rücken: Neben der Mittellinie unterhalb des 2. Lendenwirbels (Höhe Bauchnabel - hinten)
  - nährt die Nieren und stärkt den Willen

- **Blase 30: Zustimmungspunkt des weißen Ringes**
  - Unterer Rücken: Neben der Mittellinie, auf Höhe des 4. Kreuzbeinloches, untere „Zackenspitze" beim inneren Meridianverlauf
  - Blasenschwäche, Hüftschmerzen, Kältegefühl,

- **Blase 40: Die Mitte der Staugewässer**
  - Kniekehle: Mittelpunkt der Kniekehle
  - Schmerzen im Rücken, Wadenkrämpfe

- **Blase 62: Gestreckter Meridian**
  - Fuß: Unterhalb der Unterkante des äußeren Fußknöchels
  - Beweglichkeit & Bewegung, entspannt bei Schmerzen von Kopf, Nacken und Rücken

Gesundheit und Wohlbefinden hängen eng zusammen.

Mit der Blase im Reinen zu sein bedeutet:
  - Ich bestimme meinen Lebensweg.
  - Ich tue das, was für mich richtig ist.
Bin ich aus meiner Balance, dann:
  - lasse ich mich nur von anderen leiten.
  - tue ich alles, um anderen zu gefallen.
Mit speziellen Qigong-Übungen kann man die Meridiane positiv beeinflussen:

Aktivierende Meridianübung

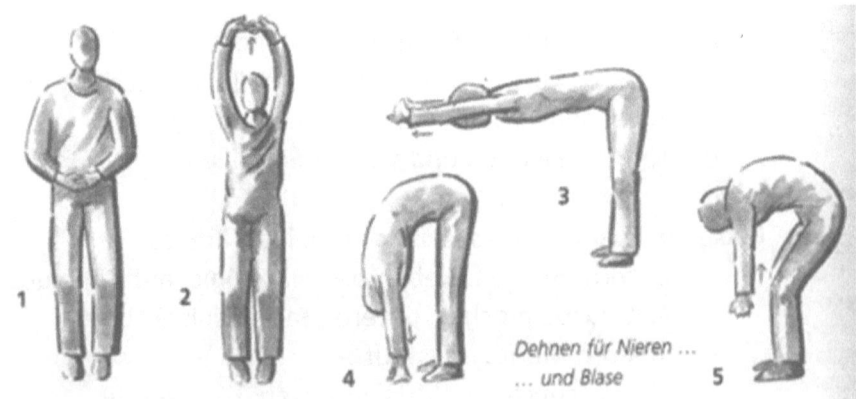

Dehnen für Nieren ...
... und Blase

Quelle: Deutsche Qigong-Gesellschaft

Leber- und Gallenmeridian

Ein weiteres Paar bilden die Meridiane für Leber und Galle. Für diese kann man folgende grobe Zuteilung annehmen:

Element: Holz

Farbe: Grün

Form: aufstrebend

Jahreszeit: Frühling

Himmelsrichtung: Osten

Geschmack: sauer

Emotion: Wut

Stimmlicher Ausdruck: Schreien

Gewebe: Sehnen

Der Lebermeridian:

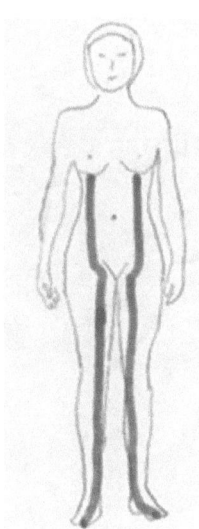

Verlauf: (Vom großen Zeh bis zu den Rippen)

Auf beiden Körperseiten vom Nagelfalz des Großen Zehs (zum zweiten Zeh hin) über den Fußrücken am inneren Rand des Fußknöchels. Weiter auf der Innenseite von Bein und Schenkel über den seitlichen Bauch bis zur Brustmitte zum Endpunkt zwischen der 6. Und 7. Rippe.

Anzahl der Punkte: 14
Organ: Leber

Der Leber-Meridian sorgt beim Menschen für die Entwicklung einer vernünftigen Urteilskraft und die Fähigkeit zur Planung. Er stärkt die Abwehrfunktion im Allgemeinen und lenkt auch die körperliche Leistungsfähigkeit. Zudem kontrolliert er die Sehkraft und beeinflusst die Zusammensetzung des Blutes.

Öffnet sich (Bezug zum Gesicht): Augen
Uhrzeit der maximalen Aktivität: 01:00 bis 03:00 Uhr
Ausrichtung: Yin

Bei Blockaden des Lebermeridians kann es zu folgenden Problemen kommen

Krämpfe in den Beinen, Verdauungsstörungen mit Krämpfen, Blasenschwäche, unwillkürliche Muskelzuckungen, Bindehautentzündungen, Muskellähmungen in Lende und Gesäß, Hauterkrankungen und Geschwüre, Asthma, allgemeine Schwäche

Da sich der Meridian und das zugehörige Organ wechselseitig beeinflussen, ist es immer von Vorteil auch das entsprechende Körperorgan zu pflegen.

Ursachen einer Schwächung der Leber können sein:

- Häufiger Verzehr von rotem Fleisch und Bratwürsten (Grillgut)
- Weißzucker, Süßigkeiten und Weißmehl
- alle künstliche Süßstoffe und Zucker "light"
- Obst in Sirup
- starke Gewürze
- Kuhmilch
- Alkohol
- Fastfood, frittierte Lebensmittel

- Einnahme von Medikamenten über einen längeren Zeitraum (Antibiotika, Schmerzmittel)
- Drogenkonsum
- Leistung der Leber nimmt mit zunehmenden Alter ab (giftstoffe werden immer langsamer abgebaut)

Die Leber pflegt man durch:

- eine gesunde Lebensführung mit ausgewogenem Essen und ausreichend Schlaf
- Leber ein wärmebedürftiges Organ ist, sollte jede Mahlzeit mit etwas Warmen beginnen (Suppe, Brühe oder Tee)
- Gut kauen, in Ruhe und langsam essen
- Übergewicht vermeiden
- Wenn möglich auf leberschädigende Medikamente verzichten (Antibiotika, Schmerzmittel, Hormone und Psychopharmaka)
- Nahrung ohne Geschmacksverstärker, Farb- und Konservierungsstoffe
- Frühjahrskur mit Kräutertee
- regelmäßiges Bewegen am besten in freier Natur
- Entspannung und Meditation

Durch folgende Lebensmittel wird das Lebersystem gestärkt:

- Rohes Obst und Gemüse, besonders Artischocken, Rüben, Karotten, Zwiebeln, Knoblauch
- Rukola, Löwenzahnblätter, Spinat, Gartenmelde, Guter Heinrich, Chicorée, aber auch grüne Blattsalate
- Früchte mit reichlich Vitamin C. (Zitronen, Nektarinen, Melonen. Orangen, Ananas, Pflaumen, Erdbeeren)
- frischer Pflaumensaft, grüner Tee
- Kurkuma, Ingwer, Galgant, Nüsse
- Bierhefe, Spirulina-Algen, Olivenöl, dunkle Schokolade
- Fisch

Der Lebermeridian (grober Verlauf):

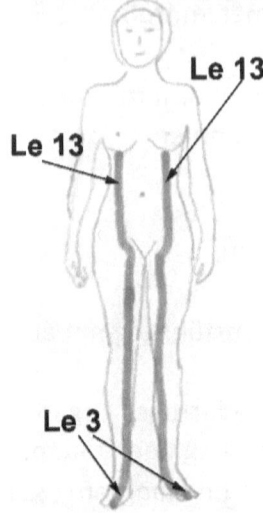

Le 13

Le 13

Le 3

Der genaue Verlauf der Meridiane wird sehr gut beschrieben in:
  dtv-Atlas Akkupunktur
  Kartenset „Die Akkupunkturpunkte und Meridiane" vom
KVM Medizinverlag

Durch Akkupunktur und Massage lassen sich die Meridiane
aktivieren. Trotzdem sollte man **bei Beschwerden einen Arzt**
aufsuchen.

Einige besonders wichtige Punkte auf dem Lebermeridian:

- **Leber 3: Höchstes Drängen**
  - Fuß: Zwischen dem 1.u. 2 Mittelfußknochen 2
    Daumenbreit oberhalb der Schwimmfalte
  - Migräne, Schwindel, hoher Blutdruck
  - Löst gestaute Emotionen (Wut, Zorn)

- **Leber 13: Abschnittstor**
  - Oberkörper: Unter dem Ende der 11. Rippe
  - Spannungen im Bauchraum (Völlegefühl, Blähungen)

Gesundheit und Wohlbefinden hängen eng zusammen.

Mit der Leber im Reinen zu sein bedeutet:
- Ich nehme Veränderungen in meinem Leben an und betrachte sie als Chance.
- Ich stehe zu meinen Interessen.

Bin ich aus meiner Balance, dann:
- will ich, dass alles immer so bleibt wie es ist.
- Habe ich keinen Mut etwas Neues zu lernen oder zu erfahren.

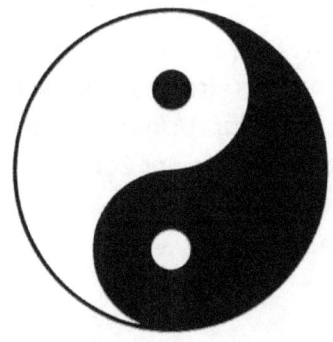

Der Gallenblasenmeridian:

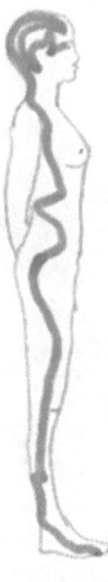

Verlauf: (Vom Augenwinkel, oben mehrmals über den Kopf, über die Schultern seitlich am Körper bis zum vierten Zeh)
Der Gallenblasen-Meridian beginnt am äußeren Augenwinkel und führt zuerst zum Ohr. Zurück zur Schläfe und dann wieder zum Ohransatz. Etwas nach oben, hinten um das Ohr herum bis auf die Höhe hinter das Ohrläppchen. Dann direkt nach vorn zur Stirn bis in Höhe des vorderen Haaransatzes. Parallel (Innen zu Schädelmitte) zurück bis zum hintern Haaransatz. Weiter zur Schulter und an der Körperseite nach unten. (mit erneuten Zacken) An der Außenseite des Beines, mit Zacken an der Wade über den Fußrücken zum Nagelfalzwinkel der 4. Zehe in Richtung kleiner Zeh.

Anzahl der Punkte: 44
Organ: Galle

Der Gallenblasen-Meridian beeinflusst unter anderem unsere Fähigkeit Entscheidungen zu treffen. Er bestimmt außerdem die Geschmeidigkeit und Stärke von Bändern und Sehnen.

Uhrzeit der maximalen Aktivität: 23:00 bis 01:00 Uhr
Ausrichtung: Yang

Bei Blockaden des Gallenmeridians kann es zu folgenden Problemen kommen:

Migräne, Entzündliche Augenerkrankungen, Gesichtsschmerz und -lähmung, Nasennebenhöhlenentzündung, Tinnitus, Schwindel, Stirnkopfschmerz, Nackensteife, Gallen- und Nierenkoliken, Reizblase, Blasenschwäche, Regelstörungen, Verstopfung,

Hexenschuss, Bandscheibenvorfall, Knieschmerzen, psychische Labilität, bitterer Geschmack im Mund, Appetitmangel,

Ursachen einer Schwächung des Gallenmeridians können sein:

- Zu viel tierische Fette in der Nahrung
- Stress und Ärger
- Mangel an Vitamin C
- Übergewicht
- Altersbedingt
- Zu viel Alkohol
- verschluckter Groll (mir läuft die Galle über)

Da sich der Meridian und das zugehörige Organ wechselseitig beeinflussen, ist es immer von Vorteil auch das entsprechende Körperorgan zu pflegen.

Durch folgende Lebensmittel wird die Galle gestärkt:

gedünsteter Fisch (Lachs, Makrele oder Hering) mit Gemüse, Fischsuppen und Salate mit etwas gutem Pflanzenöl
Zitrusfrüchte, Erdbeeren, Grapefruits, Beeren, Sanddorn, Brokkoli, Erbsen, Artischocken, Chicoree, Endivien, Löwenzahn, Blattsalate, Rettich, Sellerie, Spargel, Zucchini
Haferkleie, Hülsenfrüchte, Sojabohnen

Der Gallenblasenmeridian (grober Verlauf):

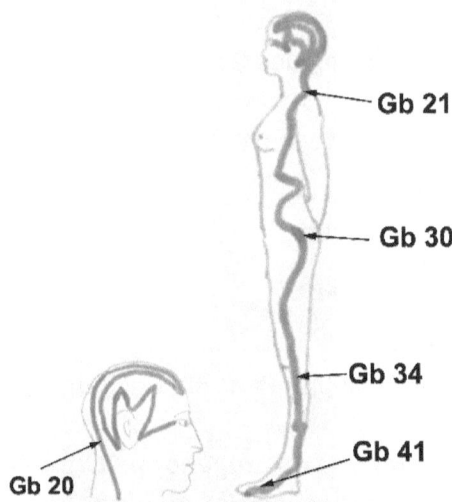

Der genaue Verlauf der Meridiane wird sehr gut beschrieben in:
   dtv-Atlas Akkupunktur
   Kartenset „Die Akkupunkturpunkte und Meridiane" vom
KVM Medizinverlag

Durch Akkupunktur und Massage lassen sich die Meridiane
aktivieren. Trotzdem sollte man **bei Beschwerden einen Arzt**
aufsuchen.

Einige besonders wichtige Punkte auf dem
Gallenblasenmeridian:

- **Gallenblase 20: Teich des Windes**
   - Hinterkopf: Auf der Schädelbasis zwischen
      Halsmuskeln und Kopfwendermuskel
   - Nackenverspannungen, Kopfschmerzen,
      Erkrankungen der Sinnesorgane, hoher Blutdruck
- **Gallenblase 21: Brunnen der Schulter**
   - Schulter: Auf der Oberkante des Kapuzenmuskels in
      der Mitte zwischen Schulterhöhe und Wirbelsäule

- o Spannungen und Schmerzen im Nacken- und Schulterbereich, Kopfschmerzen, Anti-Stress-Punkt,
  - o NICHT bei Schwangerschaft aktivieren

- **Gallenblase 30: Springender Kreis**
  - o Becken: Auf einer gedachten Verbindungslinie zwischen Ende des Kreuzbeines und dem Rollhügel für den Oberschenkelknochen
  - o Stärkt die Beine, bei Hüft- und Beinproblemen

- **Gallenblase 34: Yang-Hügel-Quelle**
  - o Unterm Knie: Unterhalb und innerhalb des Wadenbeinköpfchens
  - o Einflußpunkt für Sehnen und Bänder, entkrampft die Muskulatur, entstaut die Gallenblase,
  - o seitliche Kopfschmerzen z.B. Migräne, Schwindel bei erhöhtem Blutdruck

- **Gallenblase 41: Fließende Tränen (des Fußes)**
  - o Fuß: In der Mitte des Fußes zwischen 4. Und 5. Mittelfußknochen
  - o Löst Spannungen im Rippen- und Bauchbereich (z.B. bei Völlegefühl), lindert Druck in den Augen, seitliche Kopfschmerzen

Gesundheit und Wohlbefinden hängen eng zusammen.

Mit der Galle(nblase) im Reinen zu sein bedeutet:
- o Es fällt mir leicht mich zu entscheiden.
- o Ich treffe positive Entscheidungen.

Bin ich aus meiner Balance, dann:
- o will ich mich nicht entscheiden (müssen).
- o ist es mir unangenehm einen klaren Standpunkt zu beziehen.

Aktivierende Meridianübung

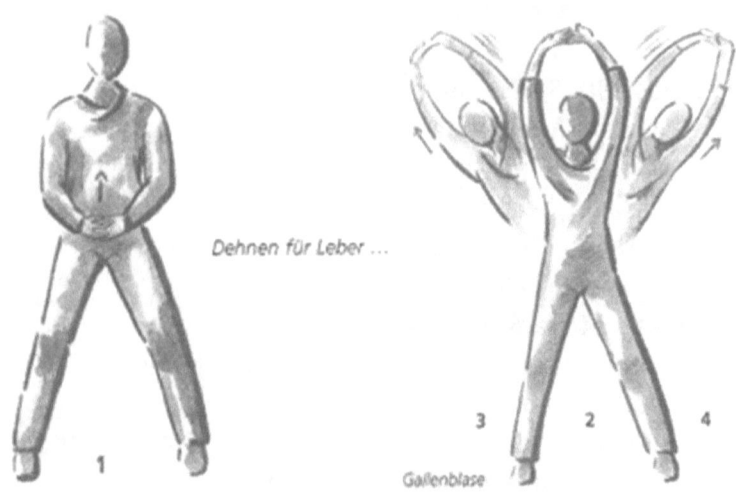

Dehnen für Leber ...

Gallenblase

Beine im Reiterstand (wenn möglich)
Quelle: Deutsche Qigong-Gesellschaft

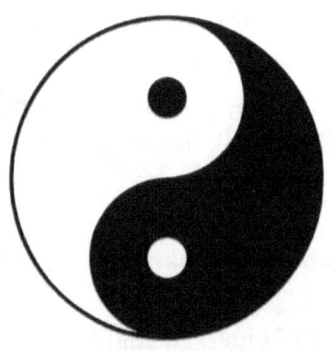

Herz- und Dünndarmmeridian

Als einer der spannendsten Paare werden die Meridiane für Herz und Dünndarm angesehen. Das beruht nicht zuletzt auf unserer einfachen europäischen Vorstellung, dass das Herz und der Dünndarm nicht viel gemeinsam haben. Dabei ist in der Medizin das Roemheld-Syndrom eine häufig auftretende Beschwerdeform. Durch eine vermehrte Ansammlung von Gasbakterien u.a. auch im Darm kommt es zu einer starken Beeinträchtigung anderer Organe. Besonders betroffen ist davon auch das Herz, das mit Angina pectoris-ähnlichen Symptomen reagiert.

Für die Organe Magen und Dünndarm kann man folgende grobe Zuteilung annehmen:

Element: Feuer

Farbe: Rot

Form: Dreieck (spitze nach oben)

Jahreszeit: Sommer

Himmelsrichtung: Süden

Geschmack: bitter (Tonic, Ginger Ale)

Emotion: Freude, Grübeln (negativ)

Stimmlicher Ausdruck: Lachen,

Gewebe: Adern

Der Herzmeridian:

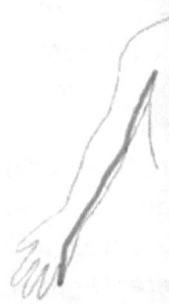

Verlauf:
Von der Achselhöhle an der Innenseite des Armes über die Handinnenfläche zum Nagelfalzwinkel des kleinen Fingers auf der Ringfingerseite.

Anzahl der Punkte: 9
Organ: Herz

Das Herz ist natürlich für die Emotionen verantwortlich. Der Herzmeridian beeinflusst zudem das Blut und die Blutgefäße. Außerdem ist er zuständig für den Schweiß.

Öffnet sich (Bezug zum Gesicht): Zunge
Uhrzeit der maximalen Aktivität: 11:00 bis 13:00 Uhr
Ausrichtung: Yin

Ist der Herzmeridian nicht im Gleichgewicht kann es zu verschiedenen Problemen kommen:

Möglicherweise treten dabei auch Schmerzen im Schulter- und Ellbogengelenk auf.
Hat der Herzmeridian zu wenig Energie kommt es oft zu einem Zustand nervöse Erschöpfung. Dabei reichen die Symptome von schwitzigen Händen bis zu Herzrhythmusstörungen auf. Auch Schüchternheit und ständige Verzagtheit können als Reaktionen auftreten.

Ein Überschuss führt allerdings ebenfalls zu nervösen Verhaltensweisen. Diese äußern sich dann vielleicht in einer Verspannung der Brustmuskulatur oder grundlosen Räuspern bis hin zu nervösen Stottern. Solche Menschen werden oft von unbegründeten Ängste und Sorgen geplagt. Es fällt ihnen schwer sich zu entspannen. Verzeichnet der Herzmeridian einen Energieüberschuss wird man ungeduldig und ruhelos. Das kann sogar auch zu hysterischen Anfällen oder zum Burn-Out führen.

Der Meridian und das zugehörige Organ beeinflussen wechselseitig.
Natürlich sollte man auch das entsprechende Körperorgan direkt pflegen.

Ursachen einer Schwächung des Herzens können sein:
- Ungesunde Nahrung (zu viel, zu fett, zu salzig)
- Viel Alkohol
- Rauchen
- zu wenig Schlaf
- zu große geistige, körperliche oder emotionale Anstrengung
- chronische Krankheiten
- Einnahme von Medikamenten über einen längeren Zeitraum (Antibiotika, Schmerzmittel)
- Drogenkonsum
- Zu wenig Bewegung

Das Herz pflegt man durch:

- eine gesunde Lebensführung mit ausgewogenem Essen und ausreichend Schlaf
- Kaffee und Alkohol in Maßen trinken
- weniger Salz am Essen, dafür lieber mit Kräutern würzen

Durch folgende Lebensmittel wird das Herz gestärkt:

möglichst 2 Liter stilles Wasser trinken, um vorhandene Schadstoffe auszuscheiden
unbehandeltes Salz wie Stein- oder Ursalz
möglichst mit frischen Kräutern würzen

keine Fertigprodukte, keine Margarine, kein gehärtetes Palm- oder Kokosfett
Fisch, vor allem Seefisch
Vollwertige Mehle verwenden (Weißmehlprodukte meiden)
Industriezucker so gut wie möglich meiden
Als Süßigkeiten: Nüsse, Mandeln, Dinkelsticks, Reiswaffeln, Schokolade mit einem hohen Kakaoanteil

Der Herzmeridian (grober Verlauf):

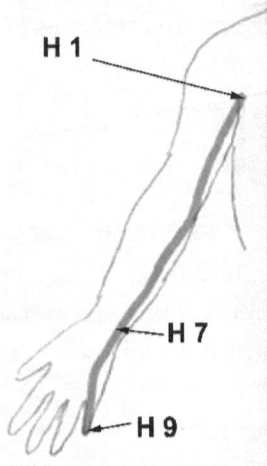

Der genaue Verlauf der Meridiane wird sehr gut beschrieben in:
    dtv-Atlas Akkupunktur
    Kartenset „Die Akkupunkturpunkte und Meridiane" vom KVM Medizinverlag

Durch Akkupunktur und Massage lassen sich die Meridiane aktivieren. Trotzdem sollte man **bei Beschwerden einen Arzt** aufsuchen.

Einige besonders wichtige Punkte auf dem Herzmeridian:

- **Herz 1: Quelle am äußeren Ende**
  - Oberkörper: Unter der Achsel
  - Bei Herzschmerzen, Asthma, Traurigkeit

- **Herz 7: Tor des Geistes, Straße zur Heiterkeit**
  - Hand: In der Handgelenksfalte an der Kleinfingerseite außen
  - Beruhigt den Geist, bei Herzklopfen, Kurzatmigkeit, Gedächtnisschwäche und Schlaflosigkeit

- **Herz 9: Die kleinere Straße**
  - Finger Kleiner: Finger Nagelfalz (zum Ringfinger hin)
  - Notfallpunkt bei Schlaganfall, bei Herzschmerzen, Schock,

Gesundheit und Wohlbefinden hängen eng zusammen.

Mit dem Herzen im Reinen zu sein bedeutet:
  - Ich weiß ich wer ich bin.
  - Ich empfinde Freude und Dankbarkeit.
  - Ich bin zufrieden mit mir.

Bin ich aus meiner Balance, dann:
  - kann ich mich selbst nicht leiden
  - mag ich nicht was und wie ich es tue
  - bilde ich mir ein, dass ich immer perfekt sein muss.

Der Dünndarmmeridian:

Verlauf:
Von der Außenseite am Nagelfalzwinkel des kleinen Fingers über den Handrücken an der Armaußenseite zum Schultergelenk. Von dort ein Zacke nach unten über das Schulterblatt und wieder nach oben. Den Nacken hoch zum Gesicht mit Zacken über die Wange bis hin zur Stelle zwischen dem Kiefergelenk und dem Ohr,

Anzahl der Punkte: 19
Organ: Dünndarm
Dem Dünndarmmeridian obliegt mit seinem dazugehörigen Organ die Verantwortung für die Verwertung der aufgenommenen Speisen und Getränke. Diese Aufgabe beinhaltet im Großen und Ganzen den Transport, die Aufnahme und die Verdauung der Nahrung.

Uhrzeit der maximalen Aktivität: 13:00 bis 15:00 Uhr
Ausrichtung: Yang

Bei Blockaden des Dünndarmmeridians kann es zu folgenden Problemen kommen:

Im Allgemeinen treten neben Ohrproblemen auch Schmerzen an Schultern, Ellbogen und Handgelenken im Bereich des Meridianverlaufes auf.

Einen Mangel erkennt man an einer schlechten Verdauung, die mit Durchfall einher kommt. Dazu gesellen sich Müdigkeit und Erschöpfung. Außerdem können Schmerzen an der Wirbelsäule (häufig am Ischias oder sogar am Halswirbel) auftreten.

Ein Überschuss an Energie im Dünndarmmeridian verursacht oft Schwindel und Kopfschmerz. Das tritt meist dann auf, wenn man versucht den Kopf zu drehen. Morgens kann eine Steife im Hals auftreten. Der Der Rücken schmerzt häufig im Lendenwirbelbereich. Häufiger Stuhldrang und Druck auf Kopf und Ohren können weitere Symptome sein.

Der Meridian und das zugehörige Organ beeinflussen wechselseitig. Natürlich sollte man auch das entsprechende Körperorgan direkt pflegen.

Ursachen einer Schwächung des Dünndarms können sein:

- Alles was den Herzmeridian schwächt
- Vor allem ungesunde und unausgewogene Nahrung
- Stress
- Radikale Ernährungsumstellungen
- Medikamente (z.B. bei Diabetes)
- Abführmittel
- Hastiges Essen
- Zuckeraustauschstoffe in Mengen

Den Dünndarm pflegt man durch:

Gesunde und ausgewogene Nahrung.
Wenig Alkohol und Nikotin
wenig Rind- und Schweinefleisch.
Verzicht auch geräucherte und gepökelte Fleischwaren.
Ausgewogener Wechsel von Ruhephasen und Bewegung.

Durch folgende Lebensmittel wird Dünndarm gestärkt:

- Täglich mindestens zwei Liter Flüssigkeit, Wasser ohne Kohlensäure
- eine ausgewogene Menge an Ballaststoffe , jedoch nicht zu viel (Vollkornprodukte, Kohlgemüse, Artischocken, Hülsenfrüchte, Obst, Lauch- und Zwiebelgewächse)

- Blattsalate wie Feld-, Kopf-, Endiviensalat, Rucola, Chicorée, Tomaten, fein geriebene Karotten und Sprossen
- wenig Milchzucker und milchzuckerhaltigen Lebensmittel
- Fette beim Braten nicht zu stark erhitzen (nur gute, kalt gepreßte Pflanzenöle verwenden)
- helle und zarte Fleischsorten wie Geflügel und Kalb, Fisch

Der Dünndarmmeridian (grober Verlauf):

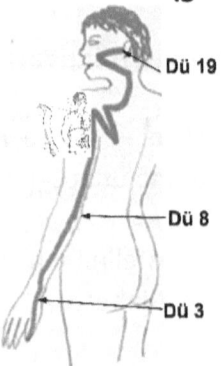

Der genaue Verlauf der Meridiane wird sehr gut beschrieben in:
  dtv-Atlas Akkupunktur
  Kartenset „Die Akkupunkturpunkte und Meridiane" vom KVM Medizinverlag

Durch Akkupunktur und Massage lassen sich die Meridiane aktivieren. Trotzdem sollte man **bei Beschwerden einen Arzt** aufsuchen.

Einige besonders wichtige Punkte auf dem Dünndarmmeridian:

- **Dünndarm 3: Hinterer Fluß**
  - Hand: Am Ende der Falte des fünften Mittelhandknochens, wenn Hand leicht geschlossen
  - Entkrampfend, bei Verspannungen im Schulter- und Nackenbereich

- **Dünndarm 8: Kleines Meer**
  - Ellbogen: Rinne am Ellbogenknochen
  - Bei Geschwüren, Nackensteife, Tinnitus

- **Dünndarm 19: Palast des Hörens**
  - Gesicht: Vertiefung am Kiefergelenk vor dem Ohr (Endpunkt)
  - Bei Schlafstörungen, Kopfschmerzen, Augenproblemen

Gesundheit und Wohlbefinden hängen eng zusammen.

Mit dem Dünndarm im Reinen zu sein bedeutet:
  - Ich weiß lerne aus meinen Erfahrungen.
  - Ich denke positiv.
Bin ich aus meiner Balance, dann:
  - bremsen mich vermeintliche Fehler aus.
  - vermag ich nicht, auf meine eigenen Gefühle zu hören.

Aktivierende Meridianübung

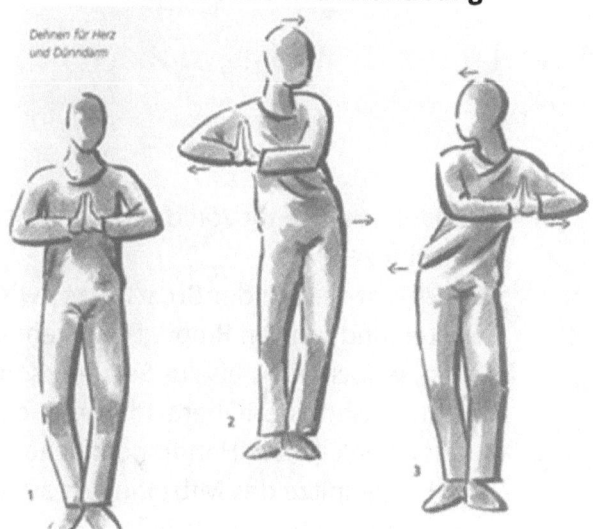

Quelle: Deutsche Qigong-Gesellschaft

43

Herzbeutel und Dreifacher Erwärmer

Als eines der außergewöhnlichsten Paare werden die Meridiane für den Dreifachen Erwärmer und den Herzbeutel angesehen.

Das liegt unter andrem daran, dass der Dreifache-Erwärmer-Meridian nicht direkt einem Organ zugeordnet werden kann. Dieser Meridian steuert theoretisch die Aktivität des inneren Chis. Er ist also sozusagen für das Gesamtkonzept verantwortlich. Manchmal wird er auch als Schilddrüsen-Meridian bezeichnet. Der Partner dazu wird in der Literatur dagegen oft sehr unterschiedlich bezeichnet. Man liest verwirrend viel verschiedene Namen. Diese lauten: Herzbeutel, Perikard, Kreislauf-Sexus oder auch Blut-Kreislauf-Sexus.

Für diese kann man folgende grobe Zuteilung annehmen:

Element: Feuer

Der Herzbeutel- oder Perikardmeridian (auch Kreislauf-Sexus):

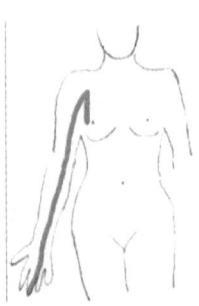

Verlauf: (**Beidseitig** von der Brust bis zum Mittelfinger)
Er beginnt seitlich der Brustwarze zwischen der vierten und fünften Rippe. Dann geht es nach oben, jedoch nicht bis zur Schulter sondern an der Innenseite des Oberarmes über das Handgelenk bis zur Handinnenfläche. Ende ist an der Fingerspitze des Mittelfingers auf der Zeigefingerseite.

Anzahl der Punkte: 9
Organ: Herzbeutel

Dieser Meridian gilt als Schirmherr des Herzens und schützt es vor schädlichen Einflüssen. Er hat dabei großen Einfluss auf die Ausstrahlung eines Menschen. Zudem steuert er die Libido, das sexuelle Interesse und die Hormone.
Darüber hinaus ist er verantwortlich für die soziale Kompetenz, die Kontaktfähigkeit und die Selbstsicherheit einer Person. Bei Frauen regelt er die Beziehung zum Partner, bei Männern die zur Mutter. Außerdem ist der Verantwortlich für das Helfer-Syndrom.

Uhrzeit der maximalen Aktivität: 19:00 bis 21:00 Uhr
Ausrichtung:Yin

Bei Blockaden des Perikardmeridians kann es zu folgenden Problemen kommen:

Kreislaufstörung, Herzprobleme, Herzklopfen, Angina pectoris, Epilepsie, Übelkeit, Erbrechen, hormonelle Störungen, sexuelle Störungen, Probleme mit den Geschlechtsorganen, Hohlkreuz, Beckendrehung, Differenz der Länge der Beine, Unruhe, Depression, Schlaflosigkeit, Nervosität, erhöhte Reizbarkeit, rote und entzündete Augen, Taubheitsgefühl und Prickeln in den Beinen,

Bei einer Schwächung des Perikardmeridians können folgende Gefühle auftreten:

starke Gefühlsschwankungen, dramatisch schwärmerisch, dramatisch sentimental, immer wieder unsterblich verliebt sein oder man ist: oberflächlich, leichtfertig, kokett, lieblos, freudlos, schwer zu begeistern,

Beim Gleichgewicht des Perikardmeridians fühlt man sich ausgeglichen:
- Man hat Erfolgreiche Beziehungen,
- kann erfolgreiche kommunizieren,
- wird von anderen verstanden und gewürdigt.
- Kann empfinden und ausdrücken, was einen froh und glücklich macht

Um den Herzbeutel zu Stärken ist alles gut, was auch dem Herzen selbst gut tut.

Der Perikardmeridian (grober Verlauf):

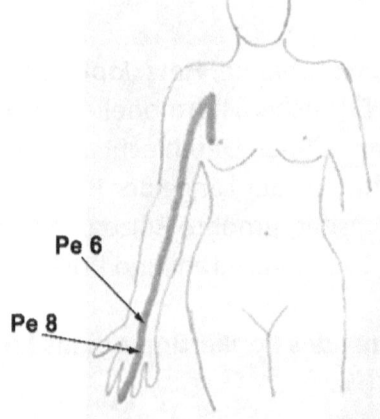

Der genaue Verlauf der Meridiane wird sehr gut beschrieben in:
    dtv-Atlas Akkupunktur
    Kartenset „Die Akkupunkturpunkte und Meridiane" vom KVM
Medizinverlag

Durch Akkupunktur und Massage lassen sich die Meridiane aktivieren. Trotzdem sollte man **bei Beschwerden einen Arzt** aufsuchen.

- **Perikard 6: Inneres Grenztor**
  - Unterarm: Zwei Daumenbreit oberhalb der Handgelenksfalte zwischen den Sehnen (innen auf dem Arm)
  - Beklemmungen im Brustbereich, Herzklopfen, Übelkeit
- **Perikard 8: Plast der mühevollen Arbeit**
  - Hand: Mitte der Handinnenfläche, Handherz
  - Aufnahme und Abgabe von Qi, Gleicht das Herz aus

Gesundheit und Wohlbefinden hängen eng zusammen.
Mit dem Perikard im Reinen zu sein bedeutet:
  - Ich fühle mich eins mit meinem Leben, meinen Vorfahren und meiner Umgebung.
  - Ich bin Teil eines großen Ganzen.
Bin ich aus meiner Balance, dann:
  - mag ich mich, meinen Körper und alles um mich herum nicht leiden.
  - gebe ich mir die Schuld für mein Unbehagen.

Der Dreifache Erwärmer:

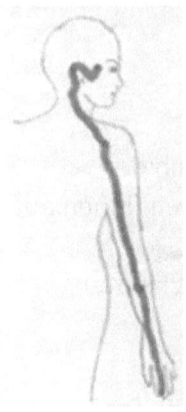

Verlauf: (Beidseitig vom Ringfinger bis zu den Augenbrauen)

Der Dreifach-Erwärmer-Meridian beginnt an der Rückseite des Ringfingers in Kleinfingerrichtung. Er läuft über den Handrücken und das Handgelenk den Unterarm hinauf. Dann reicht er über den Ellenbogen und die hintere Seite des Oberarms bis zur Schulter. Weiter über den Nacken hinter der Ohrmuschel entlang bis zum äußeren Ende der Augenbrauen.

Anzahl der Punkte: 23
Organ: kein direktes Organ zugeordnet

Dieser außergewöhnliche Meridian wird auch als „Meridian der Hoffnung" oder „innerer Botschafter für soziale Angelegenheiten" bezeichnet. Seine Aufgabe besteht darin, die Energie im Körper zu sammeln und auch zu verteilen. Wenn diese gleichmäßig und ungehindert fließt, dann sind wir ausgeglichen und im inneren Gleichgewicht.
Manchmal findet man in der Literatur auch die Bezeichnung San Jiao.
Uhrzeit der maximalen Aktivität: 21:00 bis 23:00 Uhr
Ausrichtung: Yang
Bei Blockaden des Dreifachen Erwärmers kann es zu folgenden Problemen kommen:

Achillessehnenprobleme, Allergien, Asthma, Augen- und Ohren-Schmerzen, Bauch- bzw. Unterleibsschmerzen, niedriger Blutdruck, niedriger Blutzuckerspiegel, Handgelenk- und Ellbogenbeschwerden, Hormonstörungen, Knie- und Hüftgelenksprobleme, Infektionsanfälligkeit, Instabilität im Kniebereich, erhöhter Insulinspiegel), Krämpfe, Morgenmüdigkeit, trockener Mund, Myome im Bauchbereich, Rückgratschmerzen in

Herzhöhe, Schilddrüsenprobleme, Tinitus, Verdauungsstörungen, Wetterfühligkeit, Zahnfleischprobleme, Kältegefühl

Der Dreifacher-Erwärmer-Meridian (grober Verlauf):

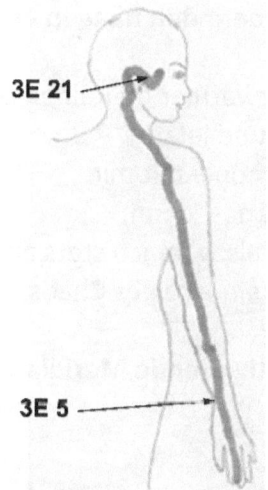

Der genaue Verlauf der Meridiane wird sehr gut beschrieben in:
dtv-Atlas Akkupunktur
Kartenset „Die Akkupunkturpunkte und Meridiane" vom KVM Medizinverlag

Durch Akkupunktur und Massage lassen sich die Meridiane aktivieren. Trotzdem sollte man **bei Beschwerden einen Arzt** aufsuchen.

Einige besonders wichtige Punkte auf dem Meridian für den 3-fachen Erwärmer:

- **3E 5: Äußeres Grenztor**
  - Unterarm: Zwei Daumenbreit oberhalb der Handgelenksfalte zwischen Elle und Speiche (oben auf dem Arm – Handrücken zeigt nach oben)
  - Kopfschmerzen, obere Hitze,

- **3E 21: Pforte des Ohres**
  - Kopf: Etwas tiefer als die obere Wurzel der Ohrmuschel in einer kleinen Vertiefung
  - Tinnitus, Schwerhörigkeit, Mittelohrentzündung

Gesundheit und Wohlbefinden hängen eng zusammen.

Mit dem Dreifachen-Erwärmer im Reinen zu sein bedeutet:
  - Ich bin im hier und jetzt.
  - Ich lebe in Harmonie mit mir.
Bin ich aus meiner Balance, dann:
  - fühle ich mich, als wäre ich stets am falschen Ort.
  - Ist mein Leben ein einziges Chaos.

Aktivierende Meridianübung

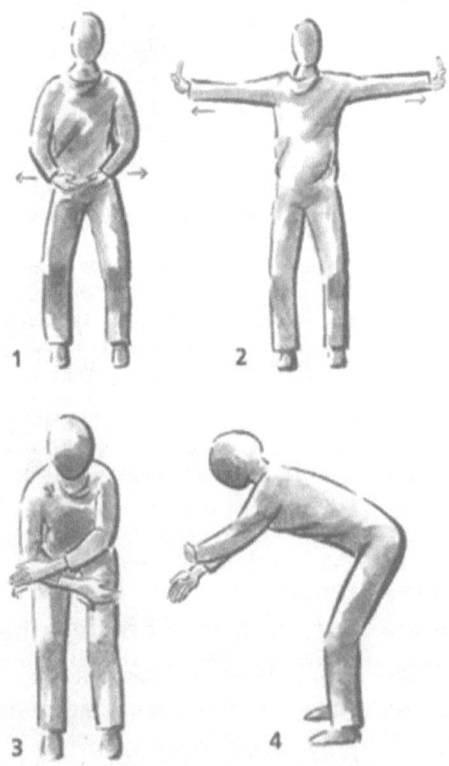

Quelle: Deutsche Qigong-Gesellschaft

50

Magen- und Milzmeridian

Ein weiteres interessantes Paar sind die Meridiane für Milz und Magen.

Für diese kann man folgende grobe Zuteilung annehmen:

Element: Erde

Farbe: Gelb / Braun

Form: flache, ebene Formen

Jahreszeit: Spätsommer

Himmelsrichtung: Mitte

Geschmack: süß

Emotion: Denken (schlechte Gedanken schlagen auf den Magen)

Stimmlicher Ausdruck: Singen

Gewebe: Muskeln

Der Magenmeridian:

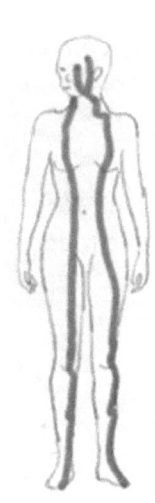

Verlauf: (Beginn in „U-Form" über die Körpervorderseite bis hin zum zweiten Zeh) Auf beiden Körperseiten mittig vom unteren Rand der Augenhöhle nach unten zum Kinn. Dann wieder nach oben über die Schläfen zur Stirn. (beschreibt ein U)

Erneut nach unten über Auge und Hals am Schlüsselbein etwas nach außen die Brust hinunter. Vom Ende des Brustkorbes etwas weiter nach Innen in bis runter zur Leiste. Etwas versetzt nach Außen an der Vorderseite der Oberschenkel am Knie vorbei bis zur Hälfte des Unterschenkels. Mit einen kleinen Zacke nach oben und außen weiter nach unten über den Fuß bis zum Nagelfalzwinkel des zweiten Zehs.

Anzahl der Punkte: 45
Organ: Magen

Der Magen ist bekanntlich der Ort des Verdauens. Das gilt aber nicht nur für die Nahrung, sondern auch für die Emotionen. Ist der Magen-Meridian blockiert, dann kommt es nach einiger Zeit oft zu den unterschiedlichsten Problemen. Diese beziehen sich nicht nur auf die Nahrungsaufnahme, sondern auch auf den „Lebensappetit".

Öffnet sich (Bezug zum Gesicht): Mund
Uhrzeit der maximalen Aktivität: 07:00 bis 09:00 Uhr
Ausrichtung: Yang

Bei Blockaden des Magenmeridians kann es unter anderem zu folgenden Problemen kommen:

Magen- und Darmbeschwerden, Hals- und Zahnschmerzen, Gelenkschmerzen, Schmerzen in Knien, Beinen und den mittleren Zehen, Kieferverspannungen, Allergien, Migräne, Magenschmerzen, Augenprobleme.

Außerdem können seelische Störungen wie Verbitterung, Zweifle, Kritiksucht, geistige Unbeweglichkeit sowie Gefühle von Ablehnung und Ekel entstehen.

Da sich der Meridian und das zugehörige Organ wechselseitig beeinflussen, ist es immer von Vorteil auch das entsprechende Körperorgan zu pflegen.

Ursachen einer direkten Schwächung des Magens können sein:

- Unausgewogene Nahrung (zu viel oder zu wenig über einen längeren Zeitraum)
- Zu viel Süßes
- Mangelnde oder übermäßige elterliche Zuwendung im Kindesalter
- Übermäßig viel Kaffee
- Drogen
- Stress
- unverarbeitete Wut und Frustration

Den Magen pflegt man durch:

- Wertvolle Nahrung im richten Maß
- Sich Zeit zum Essen nehmen
- Harmonisches Umfeld im Kindesalter und auch später

Durch folgende Lebensmittel wird der Magen gestärkt:

Fenchel, Kürbis, gebratene Zwiebeln, Erbsen, Möhren, Kartoffeln, Kohlrabi, Rotkraut, Kohl, Pilze, Auberginen, Broccoli, Paprika, Sellerie, Gurke, Spinat, Zucchini, Hirse, Nüsse, Mandeln, Sesam

Birnen, Weintrauben, Datteln, Feigen, Pflaumen, Kürbiskernöl, Olivenöl, Sesamöl, Walnussöl,

Fencheltee, Apfelsaft, Birnensaft, Gemüsesaft, Malzbier

Rind- und Kalbfleisch, Leber

Basilikum, Vanille, Estragon, Kamille, Lindenblüten, Holunderblüten, Süßholz

Der Magenmeridian (grober Verlauf):

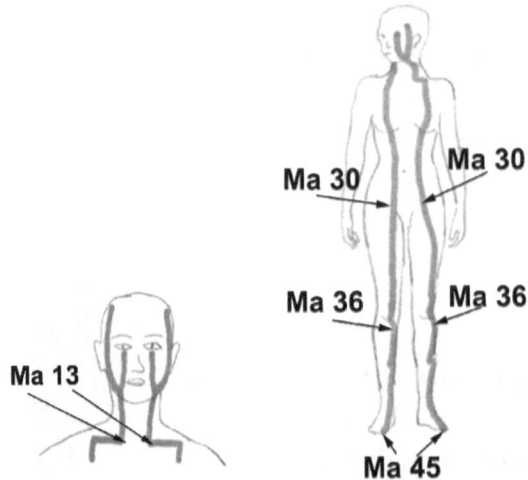

Der genaue Verlauf des Magenmeridians wird sehr gut beschrieben in:

    dtv-Atlas Akkupunktur

    Kartenset „Die Akkupunkturpunkte und Meridiane" vom KVM Medizinverlag

Durch Akkupunktur und Massage lassen sich die Meridiane aktivieren. Trotzdem sollte man **bei Beschwerden einen Arzt** aufsuchen.

Einige besonders wichtige Punkte auf dem Magenmeridian sind:

- **Magen 13: Tür des Qi**
  - Schulter: Unterhalb der Mitte des Schlüsselbeines
  - Bei Verspannung des Brustmuskels, Atemprobleme (Bronchitis, Asthma), Schluckauf

- **Magen 30: Durchdringendes Qi, Breite Straße des Qi**
  - Becken: 2 Fingerbreit außerhalb der Schambeinmitte auf der Oberkante des Schambeines
  - Entkrampft Bauch und Lende

- **Magen 36: Üppige Fülle, Dritter Weiler am Fuß**
  - Beine: 1 Handbreit unter der Kniescheibe
  - Regt Muskulatur an (Marathon-Punkt), regt schwache Verdauung an, bei Magenkrämpfen,
  - Menstruationsschmerzen

- **Magen 45: Unterdrückte Heiterkeit**
  - Fuß: Endpunkt, am äußeren Nagelfalzwinkel des zweiten Zehs
  - Bei Nasenbluten, hilft gegen Alpträume und Schlaflosigkeit

Gesundheit und Wohlbefinden hängen eng zusammen.

Mit dem Magen im Reinen zu sein bedeutet:
  - Ich bin zufrieden und glücklich.
  - Ich inneren Frieden gefunden.
Bin ich aus meiner Balance, dann:
  - fühle ich mich, unzufrieden und verstimmt.
  - habe ich das Gefühl, nie genug zu bekommen.

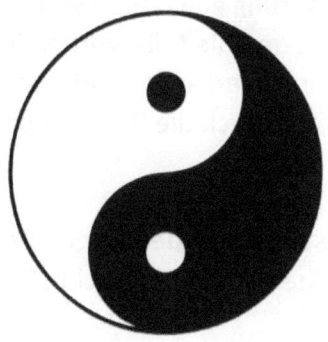

Der Milzmeridian:

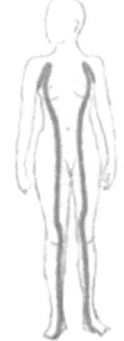

Verlauf: (Beidseitig vom großen Zeh über die Vorderseite des Körper bis zum Brustkorb)

Der Milz-Meridian beginnt am inneren Nagelfalzwinkel der großen Zehe. Er verläuft über den Innenrand des Fußes, über den Knöchel an der Beininnenseite nach oben. Vom Unterleib an geht es etwa 5 Fingerbreit seitlich von der Körpermitte aus nach oben über den Bauch bis zum unteren Rand des Brustkorbes. Er schwenkt leicht nach außen und steigt über die Brust bis zur zweiten Rippe von oben. Dann ändert er die Richtung und sinkt auf der Außenseite des Brustkorbes bis unter die sechste Rippe.

Anzahl der Punkte: 21
Organ: Milz

Der Milzmeridian hängt natürlich eng mit dem Magenmeridian zusammen. Er ist daher ebenfalls für die körperliche und seelische Energie, die aus der Nahrung gewonnen werden kann, zuständig. Die Bauchspeicheldrüse und die Milz werden in der Chinesischen Medizin übrigens als ein Organ angesehen. Daher findet man manchmal in der Literatur auch die Bezeichnung Pankreas-Meridian.

Der Zustand der Milz soll sich an den Lippen zeigen. Sind sie rot und gesund lässt das auf eine gute Energie schließen.

Uhrzeit der maximalen Aktivität: 09:00 bis 11:00 Uhr
Ausrichtung: Yin

Bei Blockaden des Milzmeridians kann es zu folgenden Problemen kommen:

Erschöpfung, abnehmende Leistungsfähigkeit, übermäßige Müdigkeit, mangelnde Ausdauer, Burn-Out-Syndrom, Bewegungsunlust, Blähungen, Völlegefühl, Allergien gegen Eiweiß oder Weißmehl, Gluten-Unverträglichkeit, Laktose-Unverträglichkeit, Cellulitis

Den Milzmeridian pflegt man wie folgt:

Der Milz tut grundsätzlich erst einmal alles gut, was dem Magen nützt.
Die Milzenergie stärkt man direkt, indem man logisches Denken trainiert. Kreuzworträtsel, Sudoku und andere Rätselspiele sollen diesen Meridian aktivieren. Schließlich werden ihm das Wissen und das Erinnerungsvermögen zugeordnet. Mit sanften Muskelbewegungen kann man den Milzmeridian ebenfalls anregen.

Da sich der Meridian und das zugehörige Organ wechselseitig beeinflussen, ist es immer von Vorteil auch das entsprechende Körperorgan zu pflegen.

Ursachen einer Schwächung der Milz können sein:

- Übermäßiger Verzehr von Speisen die ein Zuviel an Süßigkeiten, Fetten, Ölen oder Weizen enthalten
- hohe Aufnahme von Milch und Milchprodukten
- alles was dem Magen nicht gut tut

Durch folgende Lebensmittel wird die Milz gestärkt:

Reis, Graupen, Hirse, Polenta, Hafer, Bulgur, Couscous, Süßkartoffeln
gekochtes Gemüse wie Linsen, Bohnen (am besten weiße Bohnen), Kichererbsen

kleine Mengen tierischen Eiweißes wie Huhn, Kaninchen, Hahn, Pute und weißen Fisch

Obst als Kompott gekocht

Wärmende Gewürze wie Ingwer, Zimt, Nelke, Muskatnuss, schwarzer Pfeffer oder Kardamom.

Der Milzmeridian (grober Verlauf)

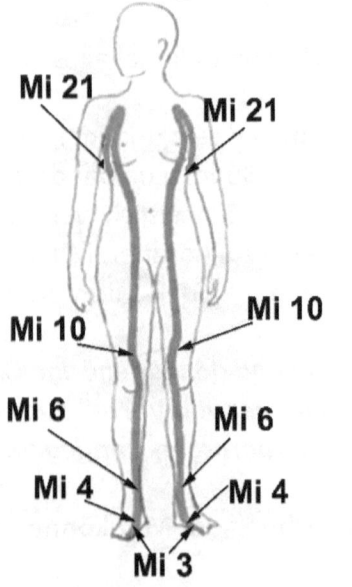

Der genaue Verlauf des Milzmeridians wird sehr gut beschrieben in:
dtv-Atlas Akkupunktur
Kartenset „Die Akkupunkturpunkte und Meridiane" vom
KVM Medizinverlag

Durch Akkupunktur und Massage lassen sich die Meridiane aktivieren. Trotzdem sollte man **bei Beschwerden einen Arzt** aufsuchen.

- **Milz 3: Großes Weiß**
  - Fuß: Unterhalb des ersten Mittelfußknochen (vom großen Zeh aus)
  - Steigert Gehirn- und Merkfunktion
- **Milz 4: Enkel des Herzogs**
  - Fuß: Oberhalb Milz 3 unterhalb der Basis des Mittelfußknochens
  - bei Durchfall und Übelkeit, bei starken Menstruationsblutungen
- **Milz 6: Verbindung der drei Yin**
  - Fuß: Vier Fingerbreit oberhalb der Spitze des Innenknöchel
  - bei Menstruationsbeschwerden und Krämpfen im Bauch
- **Milz 10: See des Blutes,**
  - Bein: Zwei Daumenbreit über der Kniescheibe auf dem inneren Oberschenkelmuskel
  - Bei zu starker Menstruation
- **Milz 21: Allgemeine Kontrolle**
  - Oberkörper: Sechs daumenbreit unterhalb des höchsten Punktes der Achsel, Endpunkt
  - Pflegt das Qi der Mitte, bei Spannungen im Brustbereich

Gesundheit und Wohlbefinden hängen eng zusammen.

Mit der Milz im Reinen zu sein bedeutet:
  - Ich bin entspannt.
  - Ich habe das befriedigende Gefühl mein Bestes zu geben.
Bin ich aus meiner Balance, dann:
  - sorge ich mich ständig.

Aktivierende Meridianübung

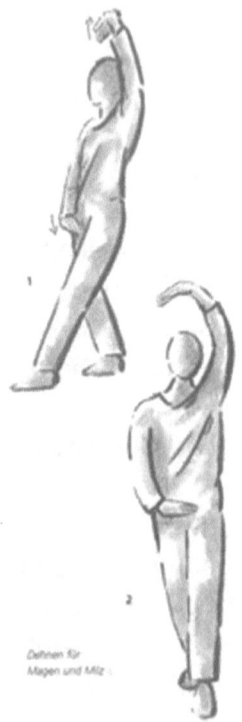

Quelle: Deutsche Qigong-Gesellschaft

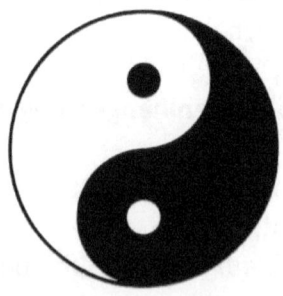

Lungen- und Dickdarmmeridian

Als eines der bedeutsamsten Paare werden die Meridiane für Dickdarm und Lunge angesehen.

Für diese kann man folgende grobe Zuteilung annehmen:

Element: Metall

Farbe: Weiß / hellgrau

Form: flache, ebene Formen

Jahreszeit: Herbst

Himmelsrichtung: Westen

Geschmack: scharf

Emotion: Trauer

Stimmlicher Ausdruck: Weinen

Gewebe: Haut

Der Lungenmeridian:

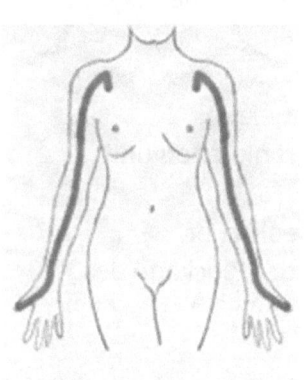

Verlauf: (an beiden Armen vom Schulterbereich zum Daumen)
Der Anfangspunkt liegt eine Daumenbreite unter dem Schlüsselbein, direkt neben dem Schultergelenk. Ewas nach oben und über den vorderen Bereich der Schulter, die Arminnenseite entlang, über die Ellenbogenbeuge, die Innenseite des Handgelenkes, den Daumenballen bis hin zum äußeren Nagelfalz des Daumens.

Anzahl der Punkte: 11
Organ: Lunge

Der Lungenmeridian hilft bei der Aufgabe die Energie, die wir beim Atmen aufnehmen zu verwerten und zu verteilen. Damit hat er direkten Einfluss auf die körpereigenen Abwehrkräfte. Er hat außerdem eine intensive Beziehung zur Haut und der Körperbehaarung.
Funktioniert der Lungenmeridian gut, so verfügt man über eine schnelle Auffassungsgabe. Bei Störungen kann man in melancholischwerden oder sogar in Depressionen verfallen.

Öffnet sich (Bezug zum Gesicht):   Nase
Uhrzeit der maximalen Aktivität: 03:00 bis 05:00 Uhr
Ausrichtung: Yin

Bei Blockaden des Lungenmeridians kann es unter anderem zu folgenden Problemen kommen:

Störungen im Lungenmeridian führen im Allgemeinen zu Atembeschwerden, häufiger Neigung zu Infektionen der oberen Luftwege bis hin zum Bronchialasthma.
Als äußere Erscheinungen finden wir außerdem oft Hautirritationen im Gesicht, wie Akne und Ekzeme. Diese können auch am ganzen Körper auftreten und bis zur Neurodermitis reichen.
Außerdem kann es zu Durchblutungsstörungen und rheumatischen Schmerzen, vor allem in den Schultern und zwischen den Schulterblättern kommen.

Weitere Symptome könnten sich als Kopfschmerzen, Kreislaufschwäche, Gesichtsschmerzen, Halskrankheiten und Mandelentzündungen äußern.
Überängstlichkeit, Überempfindlichkeit und seelischer Zusammenbrüche sind ebenfalls oft Ergebnis der Blockade des Lungenmeridians.

Da sich der Meridian und das zugehörige Organ wechselseitig beeinflussen, ist es immer von Vorteil auch das entsprechende Körperorgan zu pflegen.

Ursachen einer direkten Schwächung der Lunge können sein:

- Rauchen
- Chronische Krankheiten
- Fast Food
- Elektrosmog von Haushaltsgeräten
- Luftverschmutzung
- Übermäßige Besorgnisse (flaches und unregelmäßiges Atmen) Die Kurzatmigkeit in Phasen des Kummers und der Sorge sind jedermann bekannt. Besorgnis verletzt auch das mit der Lunge gekoppelte Organ, den Dickdarm. Überbesorgte Menschen sind z.B. besonders anfällig für Colitis ulcerosa.

Die Lunge pflegt man durch:

- Vitamin D, nicht nur im Essen sondern auch durch Bewegung an der frischen Luft
- Starkes Immunsystem aufbauen
- Lebensmittel mit Antioxidantien
- Genügend Trinken (Stilles Wasser)
- Moderate sportliche Betätigung

Durch folgende Lebensmittel wird die Lunge gestärkt:

Zitrusfrüchte und -säfte, Kiwi, Brokkoli, grüner Pfeffer, Tomaten, Aprikosen, Melonen, Mango, Karotten, Pfeffer, Spinat, Süßkartoffeln

Weizenkeime, Getreide, Pflanzenöl, Mandeln, Erdnüsse

Innereien, Meeresfrüchte, Tunfisch, Hering, Makrele und Lachs

Der Lungenmeridian(grober Verlauf):

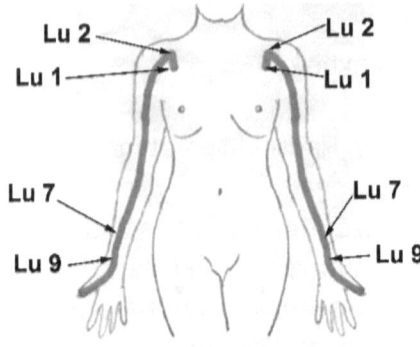

Der genaue Verlauf des Lungenmeridians wird sehr gut beschrieben in:

>dtv-Atlas Akkupunktur
>
>Kartenset „Die Akkupunkturpunkte und Meridiane" vom KVM Medizinverlag

Durch Akkupunktur und Massage lassen sich die Meridiane aktivieren. Trotzdem sollte man **bei Beschwerden einen Arzt** aufsuchen.

Einige besonders wichtige Punkte auf dem Lungenmeridian:

- **Lunge 1: Mittlerer Palast**
  - Oberkörper: Unterhalb des Schlüsselbeines zwischen der 1. und 2. Rippe, 1 Cun (1 Daumenbreite) unter der Mitte des Schlüsselbeins
  - Kurzatmigkeit, Asthma, Schluckauf

- **Lunge 2: Tor der Wolken**
  - Oberkörper: Oberhalb Lunge 1 (1 Daumenbreite)
  - Kurzatmigkeit, Asthma, Husten, Schmerzen in Schulter und Oberarm

- **Lunge 7: Unterbrochene Reihenfolge**
  - Unterarm: Auf der Daumenseite des Unterarms (wenn Handrücken nach oben zeigt) oberhalb der Handgelenksfalte in einer Knochenkuhle (wenn man die Hände mit den Daumenkuhlen (Tigermaul*) ineinanderlegt trifft Zeigefinger der anderen Hand Lunge 7)
  - Bei seitlichem Kopfschmerz, Zahnschmerzen, Asthma, Atembeschwerden

- **Lunge 9: Großer Abgrund**
  - Hand: In der Handgelenksfalte in Richtung Daumen neben dem Puls
  - Bei trockenem Husten, stärkt die Lunge

Gesundheit und Wohlbefinden hängen eng zusammen.

Mit der Lunge im Reinen zu sein bedeutet:
  - Ich schätze mich wert.
  - Ich schätze andere Menschen wert.

Bin ich aus meiner Balance, dann:
  - kann ich meinen wahren Wert nicht schätzen.
  - achte ich auch andere Menschen gering.

Der Dickdarmmeridian:

Verlauf: (an beiden Armen vom Zeigefinger bis zur Nase)
Der Dickdarm-Meridian beginnt am äußeren
Nagelfalzwinkel des Zeigefingers. Er verläuft über den Arm
zur Schulter. Dann führt er über dem Hals am Mundwinkel
vorbei bis zum Nasenflügel auf der anderen Nasenseite.
Anzahl der Punkte: 20
Organ: Dickdarm

Der Dickdarmmeridian ist in seiner Funktion natürlich eng mit dem
Lungenmeridian verbunden.
Der Dickdarm selbst nimmt bei der Verdauung die Reste der
Nahrung vom Dünndarm auf. Eine falsche Ernährung, aber auch
emotionaler Stress oder Ärger lassen ihn aus dem Gleichgewicht
geraten. Meist können die Störungen die das Organ Dickdarm
betreffen jedoch besser über die Aktivierung der Meridiane für
Lunge, Nieren, Milz oder Magen beeinflusst werden.

Uhrzeit der maximalen Aktivität: 05:00 bis 07:00 Uhr
Ausrichtung: Yang

Bei Blockaden des Dickdarmmeridians kann es zu folgenden
Problemen kommen:
Schulterschmerzen, Zahnschmerzen im Unterkiefer,
Gesichtsschmerzen oder sogar -lähmung, Halbseitenlähmung der
oberen Extremitäten, Asthma bronchiale, Gastritis, Morbus Crohn,
Magengeschwüre, Geschwüre im Zwölffingerdarm, Ekzeme,
Neurodermitis, fieberhafte Erkrankungen, Verstopfungen, Allergien,
Nebenhöhlenentzündungen

Da sich der Meridian und das zugehörige Organ wechselseitig
beeinflussen, ist es immer von Vorteil auch das entsprechende
Körperorgan zu pflegen.

Ursachen einer Schwächung des Dickdarms können sein:

- Übermäßiger Verzehr von Speisen die ein Zuviel an Süßigkeiten, Fetten, Ölen oder Weizen enthalten
- Stress
- Medikamente, die über einen längeren Zeitraum eingenommen werden
- Antibiotika

Durch folgende Lebensmittel wird der Dickdarm gestärkt:

Äpfel, Zwiebeln, Trauben, Heidelbeeren, Brokkoli, Sauerkraut

Vollmich-Joghurt, Kefir
Salbei, Ingwer, Kamille, Fenchel,

Schafgarbentee
Flohsamen, Weizenkleie, Heilerde, Schwarzkümmelöl,

Außerdem sorgt regelmäßige Bewegung für eine gute Verdauung. Dazu reicht oft schon täglich eine halbe Stunde Spazierengehen. (Tipp: Mit Hund macht es mehr Spaß)

Der Dickdarmmeridian (grober Verlauf):

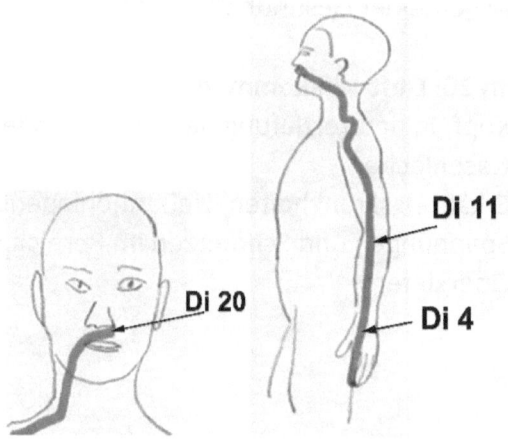

Di 11

Di 20

Di 4

Der genaue Verlauf des Dickdarmmeridians wird sehr gut beschrieben in:

dtv-Atlas Akkupunktur

Kartenset „Die Akkupunkturpunkte und Meridiane" vom KVM Medizinverlag

Durch Akkupunktur und Massage lassen sich die Meridiane aktivieren. Trotzdem sollte man **bei Beschwerden einen Arzt** aufsuchen.

Einige besonders wichtige Punkte auf dem Dickdarmmeridian:

- **Dickdarm 4: Vereinigung der Täler**
  - o Hand: Auf dem höchsten Punkt des Muskels, wenn Zeigefinger und Daumen zusammen gepresst werden, Tigermaul schließen (siehe Lunge)
  - o Schmerzen und Spannungen im Gesichtsbereich

- **Dickdarm 11: Gekrümmter Teich**
  - o Arm: Arm anwinkeln, Falte im Ellenbogen
  - o Allgemeiner Gesundheitspunkt

- **Dickdarm 20: Duft-Willkommen**
  - o Kopf: In der Vertiefung neben dem Ende der Nasenlöcher
  - o Erkältungskrankheiten, Nebenhöhlenentzündung, Spannungen und Schmerzen im Bereich des Oberkiefers

Gesundheit und Wohlbefinden hängen eng zusammen.

Mit dem Dickdarm im Reinen zu sein bedeutet:
- o Ich lasse die Vergangenheit hinter mir.
- o Ich kenne meine Ressourcen und weiß sie zu nutzen.

Bin ich aus meiner Balance, dann:
- o kann ich mich von meiner Vergangenheit nicht lösen.
- o gehe ich achtlos mit mir um.

Aktivierende Meridianübung

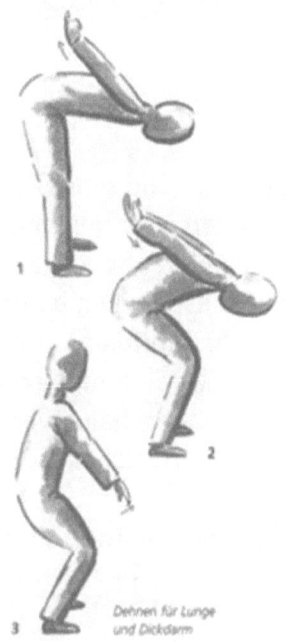

Dehnen für Lunge
und Dickdarm

Quelle: Deutsche Qigong-Gesellschaft

Bemerkung: Hinter dem Rücken werden die Daumen miteinander verschränkt und die Zeigefinger „aneinander gelegt".

Einfache Massagen:

*Tigermaul

Als Tigermaul bezeichnet man das entstehende Dreieck, wenn man Daumen und Zeigefinger abspreizt. Reibt man diesen Bereich, dann aktiviert man die Meridiane von Lunge und Dickdarm.

Die Nagelmassage

Diese Massage ist ganz einfach und schnell gemacht.
Wie wir bemerkt haben enden oder beginnen alle 12 Hauptmeridiane einem Nagelfalz von Finger oder Zeh. Nun massieren wir einfach alle diese Stellen beidseitig. So können wir auch sicher sein, dass wir alle Meridiane „erwischen". Vielleicht fällt es an dieser Stelle auf, dass wir dem mittleren Zeh keinen Meridian zugeordnet haben. Es wäre aber schade wenn wir ihn einfach auslassen würden. Er „freut" sich sicher auch über etwas Zuwendung.
Die Nagelmassage ist eine unkomplizierte Übung zum Energieauftanken.

Die Meridiandusche

Dazu braucht man nicht alle 12 bisher erwähnten Meridiane einzeln ausstreichen. Es ist also gar nicht schlimm, wenn man ihren genauen Verlauf nicht im Kopf hat. Wir fahren uns mit den Händen so über den Körper, dass wir gleiche mehrere Leitbahnen erreichen.

Unsere massierenden Hände wandern locker über den Körper. Dabei sind die Finger leicht gespreizt – es ist wohl eher ein Streicheln als ein Massieren.
Wir beginnen wie folgt:

- Die linke Hand streicht über den rechten Arm. Den halten wir etwas nach vorn und lassen die Handinnenfläche zeigt nach oben zeigen. Dabei beginnen wir vorn am Oberkörper etwas unterhalb der Vertiefung des Schultergelenkes. Von dort aus wandern wir erst zur Schulter und an der Innenseite des Armes nach unten bist zu den Fingerspitzen.
- Wir drehen die Hand, sodass der Handrücken nach oben zeigt und fahren an der anderen Seite des Armes nach oben.
- So streichen wir ebenfalls den linken Arm aus.
- Nun beginnen wir im Gesicht. Wir legen mit beiden Händen sanft die Daumen auf die jeweils äußeren Augenwinkel und die Zeigefinger kommen in die inneren Augenwinkel. Dann streichen wir nach oben über Stirn, Kopf und Hinterkopf soweit wie möglich bis in den Nacken.
- Jetzt müssen wir umgreifen und legen die Hände so hoch wie möglich auf den Rücken. Dann fahren wir nach unten und gelangen über den Po zur Außenseite der Oberschenkel. Von dort aus streichen wir die Außenseite der Beine nach unten und steuern den kleinen Zeh an. Es geht weiter über alle andern Zehen zum „großen Onkel". Wir kippen die Füße leicht auf die Außenkanten um die Stelle Niere 1 unter der Fußsohle zu erreichen und wandern dann über den inneren Knöchel die Innenseite der Beine nach oben. Es geht über Bauch und Brust (immer etwa 1 Daumenbreite von der Mittellinie entfernt) wieder nach oben bis zum Anfang.

Das Ganze kann man drei bis viermal wiederholen.
Mit diesen einfachen „Streicheleinheiten" aktiviert man alle Meridiane und sorgt für allgemeine Gesundheit, Entspannung und Wohlbefinden.

Erleichterung bei Problemen ......
könnten diese Punkte schaffen:

Diese Punkte können als Zusammenfassung der vorangegangenen Aufzeichnungen angesehen werden. Ich habe sie diesmal nicht nach Meridianen sondern nach nachmöglicherweise auftretenden Beschwerde-Symptomen aufgelistet. Sie können eine ärztliche Behandlung im Falle eines Falles unterstützen. Bei auftretenden Krankheiten sollte jedoch immer ein Arzt konsultiert werden.

Ich übernehme außerdem natürlich keine Garantie für die Wirksamkeit der aktivierenden Massagen, die in Eigenregie durchgeführt werden.

Atemprobleme

- **Herz 1: Quelle am äußeren Ende**
  - Oberkörper: Unter der Achsel
  - Bei Herzschmerzen, Asthma, Traurigkeit

- **Magen 13: Tür des Qi**
  - Schulter: Unterhalb der Mitte des Schlüsselbeines
  - Bei Verspannung des Brustmuskels, Atemprobleme (Bronchitis, Asthma), Schluckauf

- **Lunge 1: Mittlerer Palast**
  - Oberkörper: Unterhalb des Schlüsselbeines zwischen der 1. und 2. Rippe, 1 Cun (1 Daumenbreite) unter der Mitte des Schlüsselbeins
  - Kurzatmigkeit, Asthma, Schluckauf

- **Lunge 2: Tor der Wolken**
  - Oberkörper: Oberhalb Lunge 1 (1 Daumenbreite)
  - Kurzatmigkeit, Asthma, Husten, Schmerzen in Schulter und Oberarm

- **Lunge 7: Unterbrochene Reihenfolge**
  - Unterarm: Auf der Daumenseite des Unterarms (wenn Handrücken nach oben zeigt) oberhalb der Handgelenksfalte in einer Knochenkuhle (wenn man die Hände mit den Daumenkuhlen (Tigermaul*) ineinanderlegt trifft Zeigefinger der anderen Hand Lunge 7)
  - Bei seitlichem Kopfschmerz, Zahnschmerzen, Asthma, Atembeschwerden

- **Lunge 9: Großer Abgrund**
  - Hand: In der Handgelenksfalte in Richtung Daumen neben dem Puls
  - Bei trockenem Husten, stärkt die Lunge

Augenprobleme

- **Blase 1: Glänzende Augen**
  - Gesicht: etwas innerhalb und oberhalb des inneren Augenwinkels
  - Schlafstörungen, Kopfschmerzen, Augenprobleme

- **Dünndarm 19: Palast des Hörens**
  - Gesicht: Vertiefung am Kiefergelenk vor dem Ohr (Endpunkt)
  - Bei Schlafstörungen Kopfschmerzen, Augenproblemen

- **Leber 13: Abschnittstor**
  - o Oberkörper: Unter dem Ende der 11. Rippe
  - o Spannungen im Bauchraum (Völlegefühl, Blähungen)

- **Gallenblase 41: Fließende Tränen (des Fußes)**
  - o Fuß: In der Mitte des Fußes zwischen 4. Und 5. Mittelfußknochen
  - o Löst Spannungen im Rippen- und Bauchbereich (z.B. bei Völlegefühl), lindert Druck in den Augen, seitliche Kopfschmerzen

- **Magen 30: Durchdringendes Qi, Breite Straße des Qi**
  - o Becken: 2 Fingerbreit außerhalb der Schambeinmitte auf der Oberkante des Schambeines
  - o Entkrampft Bauch und Lende

- **Magen 36: Üppige Fülle, Dritter Weiler am Fuß**
  - o Beine: 1 Handbreit unter der Kniescheibe
  - o Regt Muskulatur an (Marathon-Punkt), regt schwache Verdauung an, bei Magenkrämpfen,
  - o Menstruationsschmerzen

- **Milz 4: Enkel des Herzogs**
  - o Fuß: Oberhalb Milz 3 unterhalb der Basis des Mittelfußknochens
  - o bei Durchfall und Übelkeit, bei starken Menstruationsblutungen

- **Milz 6: Verbindung der drei Yin**
  - o Fuß: Vier Fingerbreit oberhalb der Spitze des Innenknöchel
  - o bei Menstruationsbeschwerden und Krämpfen im Bauch

Blasenprobleme

- **Niere 3: Großer Wildbach**
  - Fuß: Zwischen Fußknöchel und Achillessehne
  - Quellpunkt für das Ursprungs-Qi, Stärkt die Knochen und das Mark, hilft bei nervöser Schlaflosigkeit, Nieren – und Blasenproblemen, befeuchtet den Rachen bei Mundtrockenheit

- **Blase 30: Zustimmungspunkt des weißen Ringes**
  - Unterer Rücken: Neben der Mittellinie, auf Höhe des 4. Kreuzbeinloches, untere „Zackenspitze" beim inneren Meridianverlauf
  - Blasenschwäche, Hüftschmerzen, Kältegefühl,

Erschöpfung

- **Niere 1: Sprudelnde Quelle**
  - Fuß: Zwischen dem 2.und 3. Mittelfußzehengrundglied auf dem Zehenballen
  - Energiezentrum der Fußsohle, lässt verbrauchtes Qi zur Erde fließen und nimmt frisches Qi auf, Stärkt das Nieren Qi, beruhigt bei Yin-Schwäche (Einschlafstörungen bei Kindern)

- **Niere 6: Beleuchtetes Meer**
  - Fuß: Unterhalb der Unterkante des inneren Fußknöchels
  - Stärkt das NierenQi, bei Schwäche und Erschöpfung

- **Blase 23: Rückwärtiger Transport der Niere**
  - Unterer Rücken: Neben der Mittellinie unterhalb des 2. Lendenwirbels (Höhe Bauchnabel - hinten)
  - nährt die Nieren und stärkt den Willen

Hoher Blutdruck

- **Gallenblase 20: Teich des Windes**
  - Hinterkopf:　Auf der Schädelbasis zwischen Halsmuskeln und Kopfwendermuskel
  - Nackenverspannungen, Kopfschmerzen, Erkrankungen der Sinnesorgane, hoher Blutdruck

- **Gallenblase 34: Yang-Hügel-Quelle**
  - Unterm Knie: Unterhalb und innerhalb des Wadenbeinköpfchens
  - Einflußpunkt für Sehnen und Bänder, entkrampft die Muskulatur, entstaut die Gallenblase,
  - seitliche Kopfschmerzen z.B. Migräne, Schwindel bei erhöhtem Blutdruck

- **Leber 3: Höchstes Drängen**
  - Fuß: Zwischen dem 1.u. 2 Mittelfußknochen 2 Daumenbreit oberhalb der Schwimmfalte
  - Migräne, Schwindel, hoher Blutdruck
  - Löst gestaute Emotionen (Wut, Zorn)

Hüfte oder Knieschmerzen

- **Niere 10: Yin-Tal**
  - Knie: zwischen den beiden Sehnen in der Innenseite des Knies
  - Bei Kniegelenkschmerzen

- **Blase 30: Zustimmungspunkt des weißen Ringes**
  - Unterer Rücken: Neben der Mittellinie, auf Höhe des 4. Kreuzbeinloches, untere „Zackenspitze" beim inneren Meridianverlauf
  - Blasenschwäche, Hüftschmerzen, Kältegefühl

- **Gallenblase 30: Springender Kreis**
  - o Becken: Auf einer gedachten Verbindungslinie zwischen Ende des Kreuzbeines und dem Rollhügel für den Oberschenkelknochen
  - o Stärkt die Beine, bei Hüft- und Beinproblemen

Kopfschmerzen, Migräne

- **Blase 1: Glänzende Augen**
  - o Gesicht: etwas innerhalb und oberhalb des inneren Augenwinkels
  - o Schlafstörungen, Kopfschmerzen, Augenprobleme

- **Blase 10: Himmlische Säule**
  - o Hals: Seitl. zwischen den Dornfortsätzen des 1. und 2. Halswirbels (oberhalb des Haaransatzes), Aufgabelung in inneren und äußeren Ast:
  - o Probleme mit Halswirbelsäule, Kopfschmerzen, Schlaflosigkeit, Erkältungskrankheiten

- **Blase 62: Gestreckter Meridian**
  - o Fuß: Unterhalb der Unterkante des äußeren Fußknöchels
  - o Beweglichkeit & Bewegung, entspannt bei Schmerzen von Kopf, Nacken und Rücken

- **Dünndarm 19: Palast des Hörens**
  - o Gesicht: Vertiefung am Kiefergelenk vor dem Ohr (Endpunkt)
  - o Bei Schlafstörungen Kopfschmerzen, Augenproblemen

- **Leber 3: Höchstes Drängen**
  - o Fuß: Zwischen dem 1.u. 2 Mittelfußknochen 2 Daumenbreit oberhalb der Schwimmfalte
  - o Migräne, Schwindel, hoher Blutdruck
  - o Löst gestaute Emotionen (Wut, Zorn**)**

- **Gallenblase 20: Teich des Windes**
  - o Hinterkopf: Auf der Schädelbasis zwischen Halsmuskeln und Kopfwendermuskel
  - o Nackenverspannungen, Kopfschmerzen, Erkrankungen der Sinnesorgane, hoher Blutdruck

- **Gallenblase 21: Brunnen der Schulter**
  - o Schulter: Auf der Oberkante des Kapuzenmuskels in der Mitte zwischen Schulterhöhe und Wirbelsäule
  - o Spannungen und Schmerzen im Nacken- und Schulterbereich, Kopfschmerzen, Anti-Stress-Punkt,
  - o NICHT bei Schwangerschaft aktivieren

- **Gallenblase 34: Yang-Hügel-Quelle**
  - o Unterm Knie: Unterhalb und innerhalb des Wadenbeinköpfchens
  - o Einflußpunkt für Sehnen und Bänder, entkrampft die Muskulatur, entstaut die Gallenblase,
  - o seitliche Kopfschmerzen z.B. Migräne, Schwindel bei erhöhtem Blutdruck

- **Gallenblase 41: Fließende Tränen (des Fußes)**
  - o Fuß: In der Mitte des Fußes zwischen 4. Und 5. Mittelfußknochen
  - o Löst Spannungen im Rippen- und Bauchbereich (z.B. bei Völlegefühl), lindert Druck in den Augen, seitliche Kopfschmerzen

- **3-facher Erwärmer 5: Äußeres Grenztor**
  - Unterarm: Zwei Daumenbreit oberhalb der Handgelenksfalte zwischen Elle und Speiche (oben auf dem Arm – Handrücken zeigt nach oben)
  - Kopfschmerzen, obere Hitze,

Ohrenprobleme

- **3facher Erwärmer 21: Pforte des Ohres**
  - Kopf: Etwas tiefer als die obere Wurzel der Ohrmuschel in einer kleinen Vertiefung
  - Tinnitus, Schwerhörigkeit, Mittelohrentzündung

Rückenschmerzen und Halswirbelprobleme

- **Blase 10: Himmlische Säule**
  - Hals: Seitl. zwischen den Dornfortsätzen des 1. und 2. Halswirbels (oberhalb des Haaransatzes), Aufgabelung in inneren und äußeren Ast:
  - Probleme mit Halswirbelsäule, Kopfschmerzen, Schlaflosigkeit, Erkältungskrankheiten

- **Blase 40: Die Mitte der Staugewässer**
  - Kniekehle: Mittelpunkt der Kniekehle
  - Schmerzen im Rücken, Wadenkrämpfe

- **Blase 62: Gestreckter Meridian**
  - Fuß: Unterhalb der Unterkante des äußeren Fußknöchels
  - Beweglichkeit & Bewegung, entspannt bei Schmerzen von Kopf, Nacken und Rücken

- **Dünndarm 3: Hinterer Fluß**
  - o Hand: Am Ende der Falte des fünften Mittelhandknochens, wenn Hand leicht geschlossen
  - o Entkrampfend, bei Verspannungen im Schulter- und Nackenbereich

- **Dünndarm 8: Kleines Meer**
  - o Ellbogen: Rinne am Ellbogenknochen
  - o Bei Geschwüren, Nackensteife, Tinnitus

- **Dünndarm 19: Palast des Hörens**
  - o Gesicht: Vertiefung am Kiefergelenk vor dem Ohr (Endpunkt)
  - o Bei Schlafstörungen Kopfschmerzen, Augenproblemen

Schlafstörungen

- **Niere 3: Großer Wildbach**
  - o Fuß: Zwischen Fußknöchel und Achillessehne
  - o Quellpunkt für das Ursprungs-Qi, Stärkt die Knochen und das Mark, hilft bei nervöser Schlaflosigkeit, Nieren – und Blasenproblemen, befeuchtet den Rachen bei Mundtrockenheit

- **Blase 10: Himmlische Säule**
  - o Hals: Seitl. zwischen den Dornfortsätzen des 1. und 2. Halswirbels (oberhalb des Haaransatzes), Aufgabelung in inneren und äußeren Ast:
  - o Probleme mit Halswirbelsäule, Kopfschmerzen, Schlaflosigkeit, Erkältungskrankheiten

- **Herz 7: Tor des Geistes, Straße zur Heiterkeit**
  - o Hand: In der Handgelenksfalte an der Kleinfingerseite außen
  - o Beruhigt den Geist, bei Herzklopfen, Kurzatmigkeit, Gedächtnisschwäche und Schlaflosigkeit

- **Dünndarm 19: Palast des Hörens**
  - o Gesicht: Vertiefung am Kiefergelenk vor dem Ohr (Endpunkt)
  - o Bei Schlafstörungen Kopfschmerzen, Augenproblemen

Wadenkrämpfe

- **Blase 40: Die Mitte der Staugewässer**
  - o Kniekehle: Mittelpunkt der Kniekehle
  - o Schmerzen im Rücken, Wadenkrämpfe

Notfall für Körper oder Seele

- **Herz 1: Quelle am äußeren Ende**
  - o Oberkörper: Unter der Achsel
  - o Bei Herzschmerzen, Asthma, Traurigkeit

- **Herz 9: Die kleinere Straße**
  - o Finger Kleiner: Finger Nagelfalz (zum Ringfinger hin)
  - o Notfallpunkt bei Schlaganfall, bei Herzschmerzen, Schock,

- **Gallenblase 21: Brunnen der Schulter**
  - o Schulter: Auf der Oberkante des Kapuzenmuskels in der Mitte zwischen Schulterhöhe und Wirbelsäule
  - o Spannungen und Schmerzen im Nacken- und Schulterbereich, Kopfschmerzen, Anti-Stress-Punkt,
  - o NICHT bei Schwangerschaft aktivieren

- **Magen 36: Üppige Fülle, Dritter Weiler am Fuß**
  - Beine: 1 Handbreit unter der Kniescheibe
  - Regt Muskulatur an (Marathon-Punkt), regt schwache Verdauung an, bei Magenkrämpfen,
  - Menstruationsschmerzen

- **Magen 45: Unterdrückte Heiterkeit**
  - Fuß: Endpunkt, am äußeren Nagelfalzwinkel des zweiten Zehs
  - Bei Nasenbluten, hilft gegen Alpträume und Schlaflosigkeit

- **Perikard 6: Inneres Grenztor**
  - Unterarm: Zwei Daumenbreit oberhalb der Handgelenksfalte zwischen den Sehnen (innen auf dem Arm)
  - Beklemmungen im Brustbereich, Herzklopfen, Übelkeit

- **Milz 3: Großes Weiß**
  - Fuß: Unterhalb des ersten Mittelfußknochen (vom großen Zeh aus)
  - Steigert Gehirn- und Merkfunktion

- **Milz 4: Enkel des Herzogs**
  - Fuß: Oberhalb Milz 3 unterhalb der Basis des Mittelfußknochens
  - bei Durchfall und Übelkeit, bei starken Menstruationsblutungen
- **Milz 6: Verbindung der drei Yin**
  - Fuß: Vier Fingerbreit oberhalb der Spitze des Innenknöchel
  - bei Menstruationsbeschwerden und Krämpfen im Bauch

- **Milz 10: See des Blutes,**
  - Bein: Zwei Daumenbreit über der Kniescheibe auf dem inneren Oberschenkelmuskel
  - Bei zu starker Menstruation

- **Lunge 1: Mittlerer Palast**
  - Oberkörper: Unterhalb des Schlüsselbeines zwischen der 1. und 2. Rippe, 1 Cun (1 Daumenbreite) unter der Mitte des Schlüsselbeins
  - Kurzatmigkeit, Asthma, Schluckauf

- **Lunge 7: Unterbrochene Reihenfolge**
  - Unterarm: Auf der Daumenseite des Unterarms (wenn Handrücken nach oben zeigt) oberhalb der Handgelenksfalte in einer Knochenkuhle (wenn man die Hände mit den Daumenkuhlen (Tigermaul*) ineinanderlegt trifft Zeigefinger der anderen Hand Lunge 7)
  - Bei seitlichem Kopfschmerz, Zahnschmerzen, Asthma, Atembeschwerden

- **Dickdarm 4: Vereinigung der Täler**
  - Hand: Auf dem höchsten Punkt des Muskels, wenn Zeigefinger und Daumen zusammen gepresst werden, Tigermaul schließen (siehe Lunge)
  - Schmerzen und Spannungen im Gesichtsbereich

- **Dickdarm 20: Duft-Willkommen**
  - Kopf: In der Vertiefung neben dem Ende der Nasenlöcher
  - Erkältungskrankheiten, Nebenhöhlenentzündung, Spannungen und Schmerzen im Bereich des Oberkiefers

Impressum:

© Autor Cornelia Wriedt 2019

1. überarbeitete Auflage Alle Rechte vorbehalten.

Kontakt: Cornelia Wriedt, Hainholz 6, 16928 Pritzwalk

www.cornelia –wriedt.de

Cover: amazon cover creator

Illustration: selbst oder laut Quelle

ISBN: 9781520723686

Imprint: Independently published

www.ingramcontent.com/pod-product-compliance
Lightning Source LLC
Chambersburg PA
CBHW022345290526
45786CB00014B/2480